El cortisol no sube solo, sube con el alquiler

SARAH BELÉN OLARTE
@sarahbelenpsico

El cortisol no sube solo, sube con el alquiler

GROU

Papel certificado por el Forest Stewardship Council®

MIXTO
Papel | Apoyando la
silvicultura responsable
FSC
www.fsc.org
FSC® C117695

Penguin
Random House
Grupo Editorial

Primera edición: mayo de 2025

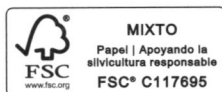

Printed in Spain – Impreso en España

ISBN: 978-84-10396-13-5
Depósito legal: B-4.729-2025

Compuesto en Comptex & Ass., S. L.
Impreso en Huertas Industrias Gráficas, S. A.
Fuenlabrada (Madrid)

GT96135

A Mayra Alejandra,
la divina de mi ciencia

Índice

INTRODUCCIÓN

Alza la mano y ve flexionando un dedo por cada vez que hayas oído alguna de estas frases: «Si quieres, puedes», «Ser feliz es una elección» o «Si estás deprimido, es porque te falta serotonina». Tal vez también has escuchado que para sentirte bien solo necesitas hacer ejercicio, meditar o seguir un curso de siete pasos para sanar a tu niño interior.

Dime, ¿cuántos dedos extendidos te quedan? A mí, ninguno. Vivimos rodeados de mitos sobre el comportamiento humano, y los repetimos una y otra vez como si fueran verdades absolutas.

Desde tiempos remotos, los humanos hemos buscado entender las razones que justifican nuestros comportamientos. Al principio, miramos al cielo, creamos mitos y atribuimos nuestras acciones a fuerzas sobrenaturales. Pero, en algún momento, dejamos de buscar respuestas afuera y empezamos a mirar dentro de nosotros, convencidos de que la clave está en nuestro interior.

Desde las religiones monoteístas hasta Descartes, la idea de un ser humano dividido en cuerpo y alma se consolidó. Se creía que el alma, una entidad inmaterial, era la fuente de nuestros pensamientos, emociones y acciones. Y, aunque hoy en día hemos avanzado en nuestra comprensión, esta noción persiste, especialmente cuando hablamos del malestar psicológico.

Actualmente, el alma ha sido reemplazada por el cerebro, y de ahí nacen lo que yo llamo las «neuromierdas». Ya no te dicen que estás mal porque un demonio posee tu espíritu o porque tus cuatro humores están desbalanceados, como creía Hipócrates. Ahora la explicación suena más científica: tu cerebro, sin más, ha decidido disparar a saco cortisol y recortar en serotonina. Compra libros de autoayuda y aprende a poner a cada uno en su lugar.

La psicología, en su afán de ser tomada en serio, se ha puesto a hacer *cosplay* de ciencia, aferrándose a la narrativa de los desequilibrios de neurotransmisores como la causa de tu sufrimiento. Al final, seguimos en la misma línea que Descartes, convencidos de que todo lo que pensamos, sentimos y padecemos nace de nosotros.

Las redes sociales y la sobreinformación nos bombardean con soluciones fáciles, vendibles y atractivas para los problemas de salud mental. «Haz *journaling*», «Medita», «Tómate un *matcha*», y así regularás al único culpable de tu estrés: *tu cortisol.*

Porque, claro, tu malestar no tiene nada que ver con tu trabajo precario, tu jefe explotador, una familia que no te apoya o la carga de cuidados que llevas sobre los hombros. No, el problema está solo dentro de ti. Al sistema no le conviene que mires hacia fuera y te des cuenta de que muchos de esos malestares no son fallos individuales, sino consecuencias de algo mucho más grande: lo estructural.

En este libro, quiero invitarte a mirar al exterior y conectar lo que ves con lo que vives dentro. **Porque eso es lo que hace la verdadera psicología: entender la conducta como una interacción entre la persona y su contexto.** Nada ocurre en el vacío. Los neurotransmisores no se liberan por sí mismos, y no podemos comprender lo que hacemos, pensamos y sentimos sin analizar cómo nos relacionamos con nuestro entorno.

Cuando ampliamos la perspectiva, no solo vemos nuestra realidad individual, sino también un contexto social que, curiosamente, afecta de manera similar a ciertos grupos de personas. Por eso, dedicaré algunos capítulos a explorar las muchas variables estructurales que influyen en nuestra salud mental: nuestra capacidad adquisitiva, las condiciones laborales, el acceso a la vivienda, nuestro origen y nuestro género tienen implicaciones importantes en el bienestar psicológico. Al mismo tiempo, el contexto que te afecta a ti se parece mucho al de otras personas. El malestar no es solo personal.

Mis panas Ortega y Gasset (ya sé que son uno solo, pero me enteré tarde) dijeron algo muy cierto: «Yo soy yo y mis circunstancias». Como persona, llevas contigo una historia de aprendizaje, una experiencia de vida, una carga genética, hormonas, neurotransmisores y los contextos en los que has crecido y te has movido. Además, te atraviesan múltiples interseccionalidades: género, raza, orientación sexual y, sobre todo, clase social. Todo esto no solo ha moldeado lo que eres hoy, sino que seguirá haciéndolo. Ser consciente de ello es el primer paso para poder aceptar todo eso que no depende de ti, ver cuáles de las cartas que te han sido dadas puedes cambiar e interactuar con tu contexto de un modo que sea más favorable para ti (y para los demás).

En esencia, somos pocas cosas. Somos en la medida en que interactuamos con nuestro entorno. No existe una explicación completa de tu comportamiento sin considerar todo lo que te rodea y lo que te ha rodeado.

Sobre esta línea, quiero hacer un par de aclaraciones. Primero, notarás que este libro está lleno de ejemplos relacionados con el sexo y las dinámicas del amor romántico. No, no es porque tenga una obsesión extraña ni porque esté atravesando una ruptura. Simplemente, es lo que más veo en consulta, ya que mi especialización es la sexología y la terapia de parejas.

Segundo, verás que juego bastante con el género en la escritura, usando en ocasiones el femenino genérico. Lo hago, primero, porque yo misma soy una femenina genérica. Y, segundo, porque en muchos casos hablo de poblaciones mayoritariamente femeninas (como las psicólogas) o me refiero a «personas», que —sorpresa— es una palabra en femenino.

Pocas cosas me generan más placer que aprender algo nuevo. Y si divulgo es porque quiero que los demás sientan lo mismo que yo cuando descubro aquello que me cambia la forma de ver el mundo. Espero despertar en ti ese mismo entusiasmo por el conocimiento y, no voy a mentirte, **también espero que encienda una llama en tu interior: una actitud más consciente, crítica y, sobre todo, activa.**

Eso es lo que hace la verdadera psicología: entender la conducta como una interacción entre la persona y su contexto.

1

Del «si quieres, puedes» a «la felicidad es tu nivel de serotonina»

Echar la mirada al contexto es una cosa que no nos sale de forma natural cuando nos preguntamos por qué lo estamos pasando mal en un momento dado.

Como veremos en este capítulo, que nos cueste no es una casualidad ya que, gracias al bombardeo de frases como «Si quieres, puedes» al que estamos expuestos actualmente, hemos aprendido a ignorar el contexto.

Porque puede que el matrimonio de mis padres haya fracasado rotundamente, pero ¿sabes qué matrimonio tiene hijos felices, una casa enorme y un labrador corriendo alegremente por el jardín? ¡Efectivamente! El de la meritocracia y las neuromierdas.

Hablemos de estos dos y de cómo se enamoraron.

«El que es pobre lo es porque quiere»

La **meritocracia** es la idea de que, en el sistema en el que vivimos, **los logros que tienen las personas son fruto directo de sus esfuerzos y habilidades**. Así es, la misma filosofía de *criptobros* neoliberales que defienden públicamente a Elon Musk. De aquí vienen frases como «Todo está en tu mente», «Las cosas son cuestión de actitud», «El que es pobre lo es porque quiere» (esta es heavy) y también es mi favorita: «Si quieres, puedes». La meritocracia asume que todos partimos del mismo punto en igualdad de condiciones y oportunidades, y que el mérito es el factor que diferencia que unos lleguen lejos y otros no. Esto, ya de base, va en contra de todo lo que sabemos del comportamiento humano.

Cualquier conducta tiene un antecedente que la desencadena y la hace posible. Por ejemplo, ¿por qué no puedes imaginar un color que nunca has visto? Porque no has tenido ninguna experiencia previa con ese color y, sin esa referencia, tu mente no puede recrearlo. De la misma manera, no puedes esforzarte sin que algo haya precedido ese esfuerzo: algo que lo haya antecedido y que lo haya hecho posible. No podemos generar conductas o pensamientos de la nada; siempre hay algo que las precede.

EN PALABRAS DE TU PSICÓLOGA

Conducta: todo lo que hacemos, decimos, pensamos y sentimos.

La meritocracia asume que todos partimos del mismo punto en igualdad de condiciones y oportunidades, y que el mérito es el factor que diferencia que unos lleguen lejos y otros no.

El esfuerzo también es una conducta porque se trata de algo que hacemos. Por lo tanto, el esfuerzo no es lo que explica la conducta, sino que es una conducta que necesita ser explicada: debemos analizar qué mecanismos hacen que algunas personas se esfuercen y otras no. Decir que «esta persona es exitosa gracias a su esfuerzo» es decir poco, porque la verdadera pregunta es esta: ¿qué permitió que esa persona pudiera hacer ese esfuerzo? Lo mismo ocurre con otros conceptos como motivación, disciplina o ambición: no son explicaciones en sí mismas, sino que deben ser explicadas. Son cosas que hacemos, sentimos, decimos y pensamos, ¡y es justamente eso lo que la ciencia de la conducta busca entender!

Así que no solo deberíamos preguntarnos qué experiencias previas permitieron que esa persona pudiera esforzarse, sino también qué otros factores, además del esfuerzo, facilitaron sus logros. Porque, aunque el esfuerzo es fundamental, no surge de la nada, ni mucho menos es la única variable que explica los éxitos de alguien.

> Las personas no partimos del mismo punto ni tenemos las mismas oportunidades, y esto es crucial no solo al atribuir los resultados de éxito en cualquiera de sus formas, sino también al medir la motivación para hacer las cosas.

Si estoy siendo explotada en mi trabajo, haciendo jornadas de doce horas y viajando dos horas diarias en transporte público desde la periferia de la ciudad, ¿qué es más probable que haga cuando llegue a casa: trabajar en un libro que trata sobre la reinterpretación filosófica del eterno retorno de Nietzsche o ver el reality de turno, que solo me hará utilizar las dos neuronas que me quedan en reserva después de la paliza que me dio el día? Sí, hay contingencias materiales que permiten a algunas personas ser más motivadas, más echadas *p'alante* y más ambiciosas que otras.

Pero, bueno, ahora que ya sabemos que la meritocracia tiene la misma validez que el terraplanismo, volvamos con el *criptobro* neoliberal de hace unos párrafos.

Vamos a tratar de rebatir las frases de cajón que se basan en su filosofía y que nos repiten constantemente:

⟶ «Todo está en tu mente»

«La mente» no es más que el conjunto de pensamientos que tenemos. Aunque a veces nos dé la sensación de que algunos pensamientos surgen de la nada, no es así: todos tienen antecedentes. Según nuestra historia y nuestro contexto, pensaremos de una forma u otra. De hecho, no se trata tanto de que nuestros pensamientos creen nuestra realidad, sino más bien de que nuestra realidad moldea nuestros pensamientos. Así que no, los pensamientos no son la génesis de todo lo que hacemos y sentimos, sino una forma más de responder a lo que ocurre a nuestro alrededor.

→ «Las cosas son cuestión de actitud»

¿A qué te refieres exactamente con actitud, José Alberto? La actitud, al igual que el esfuerzo, no es una explicación en sí misma, sino algo que debe ser explicado. Tener una actitud determinada depende de mi experiencia y de lo que he aprendido a lo largo de ella, muchas veces de manera inconsciente. Es fácil tener una «buena actitud» cuando tu propia historia te ha mostrado que las cosas pueden salir bien para ti. Por ejemplo, si soy un hombre blanco, occidental y de una familia adinerada, es más sencillo desarrollar una «actitud de millonario»: los millonarios se parecen a mí, y la vida me ha enseñado que esa realidad está al alcance de personas como yo. Esto, en psicología, se llama «aprendizaje vicario».

EN PALABRAS DE TU PSICÓLOGA

Aprendizaje vicario: es el aprendizaje que adquirimos a partir de observar o escuchar experiencias de otras personas sin tener que vivirlas directamente. Mi conducta puede cambiar en función de las consecuencias positivas o negativas que he visto en personas de mi entorno.

→ «El que es pobre lo es porque quiere»

Vamos a ver, ¿quién genuinamente querría ser pobre? ¿No sería muy fácil salir de la pobreza si «el que quisiese hacerlo pudiese»? Las estadísticas demuestran que los ricos tienden a volverse más ricos y a acumular cada vez más dinero: según un informe de Oxfam de 2023, el 45,6 % de la riqueza mundial está en manos del 1 % de la población más adinerada y la mitad de la población mundial más pobre posee solo el 0,75 %. ¿No te parece una loca coincidencia que casi todos los que «quieren y pueden» tengan padres ricos? Y no, no me vengas con la historia de que Bill Gates ni siquiera terminó la universidad y empezó Microsoft en un garaje sin mencionar que la universidad que no terminó fue ¡Harvard! (donde lo difícil no es tanto entrar como pagarla) y que, además, el garaje era de una casa de un barrio de clase alta que se podía permitir con el dinero de papá. Pequeños matices, dirán algunos.

→ «Si quieres, puedes»

Querer hacer algo es una buena motivación para realizarlo, pero hacer las cosas depende más de las posibilidades que tengamos de hacerlas que de lo que nosotros sintamos al respecto. Por ejemplo, si quiero beber agua, necesito tener un vaso de agua disponible, y entonces, si tengo sed, es más probable que beba. Pero la sed por sí sola no me da la posibilidad de acceder a un vaso con agua. De hecho, podemos beber agua sin tener sed, siempre y cuando el vaso esté lo suficientemente accesible. El punto es que no todos tenemos el mismo acceso al vaso con agua. ¿Me sigues? Las personas que lograron algo no lo hicieron solo porque quisieron, sino porque tuvieron, en mayor medida, acceso a los recursos (el vaso con agua); por tanto, la cantidad de sed que tenían importaba menos.

Básicamente, lo que te vienen a decir es que si te pasan cosas buenas es por tu culpa, y si no te pasan, también, sin tener en cuenta tu entorno, tus condiciones sociales, tu historia. ¿Vamos a reducir la explicación de por qué algunas personas logran unas cosas y otras no a la socorrida frase «Pues haber *estudiao*»? ¿Qué somos, tu tío Paco en la cena de Navidad?

La tendencia actual es entender el comportamiento humano y los problemas psicológicos como fenómenos puramente individuales. ¿Quién nos ha llevado a creer eso? Pues la psicología pop y la supuesta psicología 100tifika AKA cerebrocentrista. Esta última es la gran tendencia en la divulgación de salud mental, aquella psicología que hace *cosplay* de ciencia, pero que tiene de ciencia lo que yo tengo de estabilidad emocional: casi nada.

Haciendo *cosplay* de ciencia: las neuromierdas

Es verdad que en los últimos años la psicología ha ganado mucha popularidad, pero aún no goza del prestigio social de otras ciencias, como la medicina o la biología. Por tanto, como ciencia acomplejada, la psicología ha empezado a imitar a estas ciencias con buena fama tomando elementos que están asociados a ellas. Un ejemplo de esto lo podemos ver en los psicólogos de la Seguridad Social en España: ¿por qué llevan bata blanca? Se supone que el personal sanitario las utiliza para protegerse de fluidos corporales como la sangre. ¿Qué fluido te va a salpicar cuando tu paciente te habla sobre sus traumas familiares y problemas de asertividad?

Hoy en día, parece que a todo lo que le añades el prefijo «bio-» o «neuro-» se convierte automáticamente en algo empírico. En los últimos años han aparecido disciplinas supuestamente científicas como el neuromarketing, el *neurocoaching* o la biodescodificación, a las que solo si les añadiéramos el prefijo «pseudo-» podríamos llamar ciencia. Estas disciplinas con nombres *fancy* nacen, efectivamente, para venderte cosas. «Por favor, ¡compra mi *masterclass* online de "Estimula tu serotonina en siete pasos (el quinto te sorprenderá)" por solo 24,99 euros!».

La *verdadera* ciencia no es un estudio publicado sin más en una revista con un nombre largo en inglés, ni datos al aire, ni una gráfica de un cerebro con colores, ni un hombre con bata blanca y monóculo hablando con palabras esdrújulas para hacerse el intelectual. La ciencia tiene metodologías específicas, se basa en principios filosóficos y también requiere de una interpretación crítica de los resultados. **Al igual que no todo lo que parece ciencia es científico, no todo lo que aparenta ser psicología lo es.**

La gente suele creer que la psicología científica es el estudio del cerebro, de la misma forma en la que la medicina estudia el cuerpo. De

Al igual que no todo lo que parece ciencia es científico, no todo lo que aparenta ser psicología lo es.

esta idea nace **el cerebrocentrismo,** que **entiende el comportamiento humano como resultado exclusivamente de las reacciones químicas que tienen lugar en nuestro cerebro.** Por ejemplo, si alguien pasa mucho tiempo con el móvil, se afirma que es porque su uso estimula su sistema dopaminérgico. Si nos enamoramos de alguien, nos dicen que es porque se nos ha disparado la oxitocina. O si nos deprimimos es porque estamos bajos de serotonina. Así es como las pseudoexplicaciones se expanden más que las mentiras de tu ex.

¿Es cierto que el amor puede provocar un aumento en los niveles de oxitocina? Sí. Pero ¿eso explica el enamoramiento? ¿O por qué nos enamoramos de Tomás y no de Alejandro? No. Entonces ¿cómo se explicaría realmente el comportamiento humano? Volvamos a la conducta, que no es más que el resultado de la interacción entre un organismo y su entorno.

No podemos entender el comportamiento de una persona sin considerar al organismo en su totalidad, no solo su cerebro, en relación con su contexto, tanto el actual como el pasado.

Decir que estás motivado porque se disparó la dopamina en tu cerebro, como si eso fuera una explicación completa, es tan absurdo como decir que la velocidad de un coche depende únicamente de su motor. El motor *permite* la velocidad, pero no la causa; es la interacción entre la distancia y el tiempo lo que la determina. De la misma manera, el cerebro o el sistema nervioso en general *permiten* que nos comportemos, pero no son la causa del comportamiento en sí mismo.

Esto no significa que el estudio del cerebro no sea relevante, de hecho, es indispensable para entender al ser humano, pero de ahí a afirmar que es el único causante del comportamiento de una persona es un salto de aquí a Beirut (a menos que estés leyendo esto en Beirut, entonces habremos llegado lejos).

El pez que se muerde la cola: la amenaza de las explicaciones circulares

Si vas al médico y le dices que tienes dolor de garganta (síntoma), tras algunas pruebas, te podría explicar que es porque has cogido un resfriado (diagnóstico). Ese diagnóstico te da información nueva: tu enfermedad se debe a un virus que afecta tu tracto respiratorio (causa del diagnóstico), que es lo que hace que tengas los síntomas. Efectivamente, en medicina el diagnóstico conecta los síntomas con una causa subyacente, lo que permite entender y tratar el problema. Sin embargo, las etiquetas en psicología no funcionan de la misma manera. Si vas a terapia porque estás triste, has cambiado tus patrones de sueño y alimentación, ya no disfrutas de las cosas que antes te ilusionaban y te cuesta socializar (síntomas), podrían decirte que tienes depresión (diagnóstico). Pero aquí surge una diferencia importante: ¿cómo saben que tienes depresión? Pues porque han observado esos mismos síntomas que mencionaste (tristeza, cambios en el sueño y alimentación, etc.) y le pusieron un nombre, pero ese nombre no te dice nada nuevo. El diagnóstico de depresión no explica *por qué* tienes esos síntomas, no te dice nada de la causa subyacente, solo los agrupa en una etiqueta más fácil de manejar.

Esto es lo que en psicología se llama una «tautología»: una explicación circular. Te dicen que tienes depresión porque estás triste y que estás triste porque tienes depresión. En otras palabras, no se aporta información novedosa, como sucede con el diagnóstico médico que sí identifica una causa subyacente (como un virus).

En psicología, las etiquetas no explican, solo resumen.

Aunque son útiles para describir conjuntos de síntomas y facilitar la comunicación, no deben confundirse con explicaciones de las causas del comportamiento o de los problemas psicológicos.

EN PALABRAS DE TU PSICÓLOGA

Tautología: un concepto que pretende explicarse por sí mismo, pero termina siendo una repetición innecesaria, redundante y circular. Por ejemplo: te sientes insegura en situaciones sociales porque tienes ansiedad social, pero ¿cómo sabemos que tienes ansiedad social? Pues porque has indicado que te sientes insegura en situaciones sociales. Ya, pero ¿por qué sientes inseguridad en situaciones sociales? Ah, no sabemos. Aquí solo ponemos etiquetas.

Te estarás preguntando sobre el desbalance químico del cerebro como causa de los problemas psicológicos. Siguiendo con el ejemplo anterior, todos hemos escuchado alguna vez que la depresión es causada por un déficit de serotonina, comúnmente conocida como «el neurotransmisor de la felicidad». Sin embargo, hoy en día, no hay pruebas científicas concluyentes de que la depresión se deba a una falta de serotonina. En el mejor de los casos, podríamos hablar de una correlación: bajos niveles de serotonina y depresión podrían coincidir, pero eso no significa que una cosa cause la otra. Es como decir que los paraguas causan la lluvia, cuando simplemente suelen aparecer juntos.

Muchas personas afirman que el cerebro también puede enfermar, lo cual es cierto en el caso de enfermedades neuronales comprobadas como el Alzheimer o el Parkinson, donde hay un daño físico identificable en las células cerebrales. Pero, cuando hablamos de enfermedades mentales, no nos referimos a algo físico que se pueda diagnosticar de la misma manera. ¿Cómo puede enfermarse un pensamiento o una emoción? Las conocidas como enfermedades mentales son una metáfora para etiquetar problemas psicológicos complejos, no una enfermedad en el sentido biológico. Conviene aclarar que el hecho de que los problemas psicológicos no sean una enfermedad no significa en absoluto que sean inventados, elegidos o menos importantes, simplemente surgen bajo mecanismos distintos a los de las enfermedades reales.

En definitiva, el diagnóstico de trastornos psicológicos son tautologías porque no van más allá de poner una etiqueta que agrupa los síntomas, pero no explica su causa. En lugar de reducir estos problemas a supuestas alteraciones químicas en el cerebro que nunca han sido comprobadas como causales, deberíamos entenderlos como el resultado de la interacción entre la persona y su entorno, su historia de vida y sus aprendizajes. La mente, a diferencia del cuerpo, no se enferma, pero eso no significa que no necesitemos comprender y abordar sus dificultades de manera científica.

La individualización de los problemas psicológicos: el cerebrocentrismo

Hemos pasado del «Si estás mal, es tu culpa» al «Si estás mal, es culpa de tu cerebro». Esta narrativa puede parecer reconfortante al principio, porque, en lugar de asumir que tú eres el único responsable de sentirte mal, se le atribuye la culpa a tu cerebro, como si fuera un ente autónomo con voluntad propia que decide producir menos serotonina de la nada. Pero esta obsesión con el cerebrocentrismo está fomentando una individualización extrema de los problemas psicológicos.

¿Estás deprimido? Tranquilo, solo es que tu cerebro ha decidido no producir mucha serotonina de la nada. Claro que eso no tiene nada que ver con que tu jefe te explote, con que no tengas tiempo para tomarte un café tranquilamente con una amiga, con que no te alcance la energía para tener aficiones que te distraigan o con que vivas compartiendo piso con cinco desconocidos porque no puedes permitirte otra cosa. No, no pienses en nada de eso porque, según esta narrativa, tu cerebro es el único responsable.

Como si fuera una casualidad cósmica que tantos cerebros, al mismo tiempo, estén bajando la serotonina y subiendo el cortisol en las mismas condiciones sociales.

Por supuesto, nadie nos invita a mirar más allá. Nadie nos dice que prestemos atención al contexto, a las variables sociales que nos atraviesan o al sistema económico que condiciona nuestra vida. ¿A quién le conviene que todo el foco esté puesto únicamente en tu cerebro? Desde luego, a ti no.

En los próximos capítulos vamos a salir de esta visión cerebrocentrista para analizar cómo nuestra conducta es el resultado de una interacción constante e inevitable con nuestro ambiente. Exploraremos en profundidad la parte más olvidada de la psicología: el contexto que nos define de maneras únicas y, a la vez, universales. Esta mirada hacia fuera no solo es necesaria, sino que también puede ser un alivio, porque nos muestra que lo que hacemos y lo que sentimos tiene una lógica; **nuestro cerebro no está solo en este viaje**. Además, nos ayudará a identificar qué parte está realmente bajo nuestro control y qué podemos cambiar.

Pero antes tenemos que hablar de una nueva corriente también individualista que está arrasando con todo y que conlleva algunos peligros: la psicología pop. Calienta, mercado del *wellness*, que sales.

EN RESUMIDAS CUENTAS...

- Vivimos en una sociedad que promueve la meritocracia, es decir, la idea de que los logros son el resultado exclusivo del esfuerzo y el mérito individual. Sin embargo, esta visión es completamente incompatible con lo que la psicología ha comprobado: toda conducta tiene un antecedente que la origina.
- El esfuerzo, al igual que la motivación y la disciplina, es una conducta. Por lo tanto, no es una explicación del comportamiento, sino un comportamiento que necesita ser explicado. Tampoco es la única variable que explica el éxito.
- Entre las nuevas tendencias de la pseudopsicología, está la psicología cerebrocentrista, que reduce las causas de la conducta a lo que pasa en el cerebro, cuando en realidad la conducta es una interacción entre nuestro or-

---

ganismo y su entorno. El cerebro permite la conducta, pero no la causa.

- Los diagnósticos en psicología no son explicaciones, sino resúmenes de síntomas observados. Lo que conocemos como enfermedades mentales no son enfermedades físicas del cerebro, sino metáforas que agrupan una serie de manifestaciones que requieren una comprensión más profunda de los factores que las originan.

- La idea de que «si estás mal, es por tu culpa», ya sea por falta de esfuerzo o por problemas en tu cerebro, es una forma de evitar que la gente cuestione las variables contextuales que realmente explican su conducta y malestar. La meritocracia y el cerebrocentrismo se refuerzan mutuamente y crean un círculo vicioso que desliga la responsabilidad de las estructuras sociales, individuales y las condiciones externas. ¡Un brindis por los novios!

2

En la era de la psicología pop

«En mis tiempos no existía la terapia, nosotros los teníamos bien puestos y nos enfrentábamos a los problemas por nuestra cuenta» es probablemente uno de los clichés más típicos de la vieja escuela sobre la salud mental. Para nuestros padres, ir al psicólogo era algo poco común, se veía como algo reservado solo para los «locos». La idea de la terapia era considerada innecesaria, porque, claro, «antes no había ansiedad, ni depresión, ni esas cosas». La realidad es que **los problemas psicológicos siempre han existido, pero tus padres no les pusieron un nombre**.

En una o dos generaciones, hemos pasado de pensar que «ir al psicólogo es para gente débil» a creer que «todo el mundo debería ir a terapia». Los *millennials* y la generación Z hemos normalizado la búsqueda de ayuda y la atención a nuestra salud mental. Nos hemos dado cuenta de que, si nuestros padres hubieran ido a terapia, tal vez todos viviríamos en un mundo lleno de arcoíris, con ciervos corriendo por el campo bajo el canto de los ruiseñores. Hoy hay más recursos disponibles, más discursos sobre el bienestar psicológico y, sobre todo, mucha más información. La terapia y la psicología ahora son *mainstream*, son *cool*, ¡son tendencia! Estamos en la era de la psicología pop.

¿Querías problemas? Dos tazas

Que haya tanta información sobre salud mental parece algo positivo, al menos a simple vista. Sin embargo, cuando te tomas un momento para reflexionar, te das cuenta de que, junto con toda esa información, se ha expandido también la desinformación. Y eso es lo que complica las cosas, porque el mayor obstáculo para el conocimiento no es no saber, sino no saber que no sabes (como dijo mi pana Sócrates).

La demanda de bienestar psicológico está creciendo a pasos de gigante, y el mercado ha respondido a esa demanda ofreciendo soluciones superficiales a problemas reales, pero también creando problemas donde no los había.

Vivimos en un proceso de psicologización y psiquiatrización de la vida cotidiana acompañado de una peligrosa tendencia al sobrediagnóstico. La salud mental, que debería ser un derecho, se ha transformado en una imposición, una moda. Todo lo que se masifica, tarde o temprano, se capitaliza.

En conclusión, los *boomers* tienden a ignorar o minimizar problemas reales de salud mental, mientras que los *millennials* y la generación Z, influenciados por el capitalismo tardío, hemos llegado a un nivel de conciencia social tan elevado que, aunque es positivo en muchas ocasiones, también estamos cayendo en la sobreinterpretación de problemas cotidianos. Por un lado, tenemos más costumbre de hablar sobre salud mental, lo cual es genial, pero, por otro, a veces vemos problemáticas las situaciones que no siempre requieren de atención porque forman parte de malestares cotidianos que se resuelven solos. Lo ideal no es seguir ni el enfoque *boomer* ni el actual, sino encontrar un equilibrio. Ni irnos al extremo de no reconocer los problemas, ni tampoco sobrecargarlos de una importancia que no tienen. Es hora de hablar de los problemas que la psicología pop nos ha regalado.

Toma todo mi dinero: apología extrema de la salud mental

¿Cómo no voy a ser la mejor versión de mí misma si practico *manifesting*, *journaling*, *tapping*, *grounding* (te juro que no me estoy inventando palabras), soy experta en responsabilidad afectiva, repito mis afirmaciones frente al espejo todos los días, hago retiros espirituales de meditación y he devorado todos los libros sobre heridas de la infancia? ¿Cómo no voy a alcanzar el nirvana del autoconocimiento si sé que soy

INFJ, tengo apego ambivalente, soy persona PAS, eneatipo 4, escorpio con ascendente en Sagitario y luna en Capricornio? El resultado solo puede ser una versión maestra zen de mí misma... Ah, espera.

El consumismo impregna todo lo que se viraliza, y las tendencias son su reflejo más claro. La oda al *wellness* nos impulsa a consumir bajo la promesa de convertirnos en nuestra mejor versión, pero **permíteme decirte algo: no necesitas ser la mejor versión de ti. Solo necesitas estar lo suficientemente bien.** Ni siquiera la evolución de la especie se basa en la famosa «supervivencia del más apto», como se suele decir, sino en aquel que se adapta lo suficientemente al entorno como para transmitir sus rasgos a la siguiente generación. Estar bien no significa estar feliz todo el tiempo. Si fuera así, las personas más felices serían las adictas a drogas activas, porque técnicamente son las que experimentan los mayores subidones de euforia, ¿no? El bienestar psicológico consiste en reaccionar de manera adecuada a lo que te sucede, de modo que esas emociones te ayuden a largo plazo, ya sea para resolver lo que puedas o para aceptar lo que no puedes cambiar. Aquí hay emociones agradables, sí, pero también algunas desagradables, y eso no significa que no estés bien.

Vamos a detenernos un momento para aclarar esta idea. Cuando estamos atravesando un duelo (ya sea por una ruptura, la muerte de nuestra mascota o por mudarnos a otro país), **es completamente natural e incluso saludable experimentar emociones desagradables como la tristeza, porque estas cumplen una función.** Para poder superar estas emociones, es necesario permitirnos sentirlas, ya que esa es la única forma de procesarlas. De hecho, cuando intentamos evitar

No necesitas ser la mejor versión de ti. Solo necesitas estar lo suficientemente bien.

algunas emociones, se genera un efecto irónico y contraproducente que en psicología se llama «incubación». Te lo explico con un ejemplo sobre los celos: si veo que mi pareja está chateando por WhatsApp con alguien y eso me genera ansiedad, revisar con quién está hablando me aliviará la incomodidad de la duda... a corto plazo. Pero a la larga entraré en un bucle, porque, por cada respuesta que busque para calmar mi incertidumbre, surgirán más dudas por no haber enfrentado la sensación desagradable. El ojo de loca a veces se equivoca, básicamente porque en verdad no estás loca: simplemente estás incubando la emoción en vez de transitarla.

EN PALABRAS DE TU PSICÓLOGA

Incubación: efecto paradójico que ocurre cuando intentamos aliviar rápidamente una emoción desagradable de alta intensidad. Aunque al principio parece que esta estrategia reduce el malestar, a largo plazo lo que ocurre es que la emoción o la reacción ante la misma situación se intensifican.

En definitiva, el sistema te crea la necesidad de sentirte feliz todo el tiempo y se aprovecha de ella, generándote nuevas necesidades y, acto seguido, ofreciéndote una «solución». Esta solución no resuelve el problema de fondo, pero sí lo hace lo suficiente como para que creas que algo se está solucionando. Al convencerte de que estás en el camino hacia esa «mejor versión de ti misma», que no solo es irreal, sino también innecesaria, te crea aún más necesidades, lo que te lleva a consumir más.

«La vida no es lo que te pasa, sino cómo reaccionas a ello», dicen. Ser feliz está en tus manos, ¿verdad? ¿Verdad?

«Si es mi culpa, lo controlo»

¿Por qué estamos tan sedientos de bienestar psicológico? En momentos de crisis e incertidumbre, los seres humanos tendemos a aferrarnos a aquello que nos brinde una sensación de control. Repito, *sensación*, porque no se trata de un control real.

Hoy vivimos en un entorno increíblemente impredecible, y, aunque la sensación de control puede ayudarnos a tolerar mejor la incertidumbre (una habilidad clave para nuestro bienestar), es imposible manejar toda la incertidumbre del mundo.

En este contexto, nos aferramos a cualquier explicación disponible sobre lo que no podemos controlar con tal de aliviar la ansiedad que provoca no tener el control.

A lo largo de la historia, relatos como el esoterismo, la religión e incluso la autoculpabilización han ofrecido estas respuestas. Preferimos creernos cualquier historia antes que aceptar que vivimos en un mundo incierto.

Si me pasan cosas malas, es porque no he manifestado cosas buenas lo suficiente, y entonces tengo que leer un libro sobre cómo hacer que me ocurran cosas buenas (guiño, guiño). Si me siento mal con mi físico, es porque no repito mis afirmaciones frente al espejo, y claro que no tiene nada que ver con que sea una mujer gorda en un mundo gordófobo y misógino. Si me da ansiedad estar atrapada en otro contrato de prácticas no remuneradas tras graduarme (perdón, *internships*, para que suene más *cool*) porque nadie quiere pagarme por mi trabajo, tengo que seguir creyendo que soy increíble y que mi futuro será brillante y lucrativo, porque todo está en la mente y *fake it till you make it…*, ¿verdad? ¿Verdaaaaaaaaad?

Volvamos con otro ejemplo de dramas de pareja y celos (una infancia latina son muchas telenovelas vistas, lo siento): tal vez me culpo por la infidelidad de mi pareja, pensando que, no sé, no soy lo suficientemente guapa. Así, asumo la regla tácita de que, si fuera más atractiva, podría haber evitado que me fuera infiel. Pero no funciona así. Pensar que no soy lo suficientemente atractiva duele bastante, pero aun así mi mente prefiere inventar esa excusa porque resulta menos dolorosa que aceptar la realidad: mi pareja podría haberme sido infiel sin que tenga absolutamente nada que ver con mi aspecto y, por más que lo desee, no habría podido hacer nada para evitarlo. Tendría que aceptar que, en la vida, muchas veces nos ocurren cosas desagradables que están completamente fuera de nuestro control. *È un mondo difficile.*

Es cierto que hay malestares que están fuera de nuestro alcance, pero también hay otros que sí podemos modificar o a los que podemos adaptarnos, al menos en parte, con las herramientas adecuadas y un contexto que nos permita hacerlo. Si no fuera así, ¿qué sentido tendría la psicoterapia?

«Todo el mundo debería ir a terapia»

Alguna vez habrás escuchado que todo el mundo debería ir a terapia. Como terapeuta que soy —y, por tanto, alguien que podría beneficiarse económicamente de estar de acuerdo con esta idea—, me siento obligada a decir que no es cierto, ni ética ni técnicamente. Aprecio que ya no vivamos en la era en la que «la terapia es para los locos y débiles», pero ahora estamos navegando en el otro extremo. En lugar de considerar la terapia como una opción, la vemos casi como una obligación. Decimos «Ve a terapia» cuando alguien expresa estar sufriendo emocionalmente o cuando pensamos que un asunto no se está manejando de la manera que creemos que debería, otra vez, porque tendemos a ver el malestar como un signo de que algo está roto. «Ve a terapia» está cumpliendo la misma función que la benzodiazepina o el antidepresivo que tu médico de cabecera te receta tras diez minutos de charla en un sistema público colapsado. Déficit de serotonina o déficit de psicoterapia, da igual.

Como mencioné al principio del capítulo, quizá estamos creando problemas donde no los hay. Tanto por ver las emociones desagradables como incompatibles con el bienestar psicológico, como por hiperfocalizarnos en ellas por esa misma razón. Ser demasiado conscientes de nuestro malestar puede generar un efecto parecido al que ocurre con los problemas de erección (sígueme, te prometo que tiene sentido): al presionarnos demasiado y centrarnos en exceso en la idea de conseguir una erección, irónicamente, es mucho menos probable que la logremos. **La hiperfocalización crea el problema.** Lo mismo pasa con el malestar psicológico: tal vez, en algunos casos, no percibiríamos lo que sentimos tan intensamente si no estuviéramos tan concentrados en él, etiquetándolo o patologizándolo. Esto, queridas, es lo que en psicología llamamos «profecía autocumplida».

EN PALABRAS DE TU PSICÓLOGA

Profecía autocumplida: aquella predicción que nos hacemos a nosotros mismos y que, al temerla y enfocarnos tanto en evitarla, terminamos provocándola. Estas predicciones ocurren cuando el miedo y la obsesión con un malestar lo convierten, sin querer, en algo real.

La terapia es útil para quienes realmente la necesitan. Ante un problema o momento vital complejo, no todos requieren herramientas

Tal vez, en algunos casos, no percibiríamos lo que sentimos tan intensamente si no estuviéramos tan concentrados en ello, etiquetándolo o patologizándolo.

adicionales para gestionar el malestar, un acompañamiento o el fortalecimiento de ciertas habilidades.

Hay situaciones, como la mayoría de los duelos, en las que ya contamos con los mecanismos necesarios para sobrellevarlas. Desafortunadamente, también existen malestares que la terapia no puede «curar», sino que ayuda a gestionarlos mejor. **Como psicóloga, recomendarte ejercicios de respiración diafragmática para contrarrestar la ansiedad que te produce no llegar a fin de mes con un sueldo mínimo sería puro *gaslighting*.** Te estaría presentando esa herramienta como la solución, cuando en realidad es apenas un parche en una situación mucho más profunda. Por lo tanto, no diría que todo el mundo debería ir a terapia, especialmente cuando no siempre se tiene acceso a ella. Lo que sí afirmo es que todos deberíamos tener la oportunidad y la posibilidad de ir a terapia cuando *realmente* lo necesitamos.

Los *tips*: el *fast fashion* de la salud mental

Ojalá la psicología tuviera las respuestas fáciles y categóricas de las redes sociales: «Si hace esto, es manipulación», «Si mi novio me manipula, es porque es narcisista» (así, en general) o «Si mi novio es narcisista, entonces cambiará el foco de las conversaciones donde hablo de mis necesidades». Estamos oootra vez ante explicaciones circulares: mi novio manipula porque es narcisista y es narcisista porque manipula.

Las soluciones sencillas y generalizadas le vienen bien al sistema porque se pueden producir en masa.

La ilusión de que hay respuestas fáciles a problemas complejos conlleva que se puedan aplicar de manera universal, sin la necesidad de profundizar en los matices y el contexto de cada caso. Lo que realmente debería hacerse es dar un enfoque personalizado: analizar a fondo los detalles de cada situación. Sin embargo, quien se tome el tiempo para hacer esto tardará más en ofrecerte una solución y no reducirá tu incertidumbre ni te proporcionará una falsa sensación de control tan rápidamente como un *reel* de Instagram de dos minutos lleno de pseudosoluciones. Si tan solo existieran soluciones fáciles y generales para los problemas psicológicos, yo podría vender mi curso online de «Supera a tu ex en siete pasos (el quinto te sorprenderá)» por solo 19,99 euros (mucho más barato que un curso de neurociencias, por cierto). Así, generaría más beneficios con menos esfuerzo (prepararía el curso en dos tardes) y lo vendería a una audiencia mucho mayor, en lugar de atender a cada persona de manera individual, viendo cómo cada una puede superar a su ex, con las particularidades de su situación.

En psicología decimos «depende» con frecuencia, pero no porque no sepamos de lo que estamos hablando, sino porque es difícil, y muchas veces imposible (y poco ético), dar una respuesta categórica y genérica sin conocer toda la información relevante. No somos simples aplicadoras de protocolos ni nos dedicamos a dar los famosos *tips*. Entendemos la complejidad del ser humano, y precisamente por eso somos conscientes de los matices que encierra cada caso. Sin embargo, el «depende» no vende. Las pseudosoluciones *fast fashion* son las que te venden personas que, en muchos casos, ni siquiera son profesionales de la salud mental.

Las psicólogas son las amigas que hacemos en el camino, supongo

La psicóloga es una persona presuntamente experta en el comportamiento humano, y digo «presuntamente» porque, por desgracia, en psicología hay profesionales que parecen haber obtenido su diploma como si fuera un premio del Happy Meal. La profesional de la psicología puede dedicarse a muchos ámbitos, y uno de ellos es dar terapia. ¿Cuál es la labor principal de una psicoterapeuta? Ofrecer consejos, ¿verdad? Pues no, mi cielo, este es otro mito de la terapia. Los consejos te los puede dar tu amiga Paula mientras se hace la manicura, porque para eso es tu amiga y te ofrece una opinión desde su experiencia vital. La psicoterapeuta, en cambio, te guía con pautas diseñadas para ayudarte a alcanzar los objetivos que se han acordado en conjunto y basándose en su conocimiento profesional, no en su experiencia personal. Me doy cuenta de que hoy en día el rol de la psicóloga no está del todo claro, así que vamos a desmentir algunas de las concepciones erróneas que existen sobre nuestra figura.

Antes de definir lo que soy, te voy a contar todo lo que no soy ni yo ni ninguna otra psicóloga:

→ Rafiki, el del *Rey León*

Tenemos la idea de que la psicóloga es una persona *sabia*, cuando la sabiduría es algo que te da el tiempo. Sabia lo puede ser tu abuela, no yo que soy tan solo una adolescente de veintisiete años. Soy experta en mi ámbito (y el colmo sería que no lo fuera, ya que para eso me pagan), pero no soy sabia. Mis conocimientos no provienen de mi experiencia de vida, sino de un estudio minucioso y bien dirigido del comportamiento humano. Las personas cercanas a nosotros, sus consejos y sabiduría son valiosos y en muchas ocasiones muy útiles, pero no son terapia.

Ni las amigas pueden reemplazar lo que se hace en terapia, ni las psicólogas podemos sustituir el papel de una red de apoyo (ya hablaremos de eso).

→ El cura de la iglesia de tu pueblo

La psicóloga no es el árbitro moral de tu vida, ni va a decirte qué está bien y qué está mal (a menos que, claro, le confieses que estás planeando un crimen, en cuyo caso debería intervenir). La moral no es un manual universal, se construye personal y socialmente. **En terapia, lo que sí vas a encontrar es un espacio para explorar lo que realmente te parece bien según tus valores y las consecuencias de tus acciones.** Pero ¡no esperes que la psicóloga te diga qué decisiones has de tomar! No está ahí para darte el «deber ser» ético ni ser una madre regañona.

⟶ El oráculo de Delfos

La psicóloga no te va a decir por qué tu ex fue un imbécil ni si tu novia efectivamente te puso los cuernos cuando durmió con su mejor amigo aquella noche de Fin de Año. No somos adivinas ni tenemos una bola de cristal. La gran mayoría de veces nos falta información porque trabajamos con personas únicas y complejas, no con etiquetas.

Estos prejuicios asociados a la terapia se deben en gran medida a la viralización de la psicología *mainstream*: hay demasiada demanda de bienestar mental y todos quieren su trozo del pastel. Existen psicoterapeutas, sí, pero también *coaches*, gurús de TikTok, *influencers* y divulgadores que hablan de salud mental desde su experiencia o desde sus creencias. Mientras que las psicoterapeutas ofrecen sesiones de terapia, estas otras figuras brindan asesorías, cursos, talleres (o *workshops*, porque suena más atractivo) y hasta retiros en Bali. Si soy honesta, hasta yo me apuntaría a ese retiro, porque es obvio que a todos nos gusta ir de vacaciones, y más si es con lujo. Sin embargo, aquí lo importante es saber diferenciar entre lo que es la terapia y lo que es terapéutico: la terapia es un espacio estructurado donde un profesional capacitado te ayuda con tu bienestar psicológico, mientras que lo terapéutico puede variar de persona a persona.

En mi caso, un retiro en Bali sería terapéutico porque viajar y estar en la playa se ajusta a mis valores personales, pero eso no significa que sea la solución para todos.

Bueno, me dirás que cada uno es libre de hacer lo que quiera, ¿no? Que la gente puede invertir su dinero en el chamán que más le guste, ¿verdad? El problema es que estamos hablando de salud mental, no de elegir tu chocolate favorito. Como psicóloga divulgadora, aquí entra una responsabilidad social a la hora de educar a la población general para elegir al profesional capacitado que pueda ayudar de manera adecuada.

Soy el ombligo del mundo: el *amimefuncionismo*

A algunas personas les puede resultar reconfortante psicoanalizarse, leerse las cartas o hacer una sesión de *reiki* o de *coaching* cuántico (te juro que no me lo estoy inventando), aunque estas no sean terapias científicas, sino más bien intervenciones esotérico-estéticas. Las pseudoterapias y otras prácticas no —demasiado— científicas pueden funcionar en ocasiones, pero no necesariamente porque «a cada uno le sirva una cosa» ni porque «la ciencia no llega a todo». A menudo, funcionan por razones diferentes a las que se nos venden.

Por ejemplo, si vas al *circoanalista* (ups, se me escapó, quería decir psicoanalista) y mejoras, no es porque hayas desbloqueado traumas reprimidos en tu inconsciente. El psicoanálisis no pretende ser científico ni podría serlo aunque lo quisiese, porque se basa en cosas que un señor simplemente se inventó y que la gente creyó porque eran provocativas y novedosas para la época. Aunque algunas personas mejoran con la terapia psicoanalítica, esto no se da por las razones que plantea un médico obsesionado con su madre de hace dos siglos, sino a factores más simples, como el hecho de poder hablar sobre tus problemas o la relación terapéutica que se establece. Los propios psicoanalistas, al centrarse en teorías infundadas, a menudo no reconocen que las mejoras puedan provenir de otros elementos (elementos reales, no constructos inventados) que no tienen nada que ver con traumas reprimidos o el inconsciente.

Es posible que experimentes una mejora simplemente porque alguien te dedica una hora de atención plena, algo que es cada vez más raro en un mundo donde a menudo nos sentimos ignorados. También puede deberse a que te desahogas, a que estás invirtiendo tiempo y dinero, y por tanto buscas justificar esa inversión. Incluso puede que el paso del tiempo tenga un papel importante, ya que muchos problemas tienden a resolverse por sí mismos con los años, sin necesidad de una intervención activa. En realidad, ir a terapia puede funcionar como un placebo, en el sentido de que el acto mismo de ir y de invertir en tu bienestar genera un cambio sin que necesariamente sea el enfoque terapéutico el que cause ese efecto.

No solo hay terapias comprobadas que funcionan más allá del placebo, sino que también se sabe muy bien por qué funcionan, que es incluso más importante. Si quisiéramos que un niño dejara de llorar, cortarle la cabeza sería una solución un tanto radical, pero con un cien por cien de efectividad. Sin embargo, hay enfoques mucho más lógicos para calmar su llanto. Entender las variables que hacen que una terapia funcione te da el control que debería tener cualquier profesional. Así, si algo no está funcionando, puedes analizar la situación y encontrar qué salió mal, en lugar de recurrir a la explicación simplista de «a algunos les funciona y a otros no». Este enfoque del «a mí me funciona, por lo tanto, lo defiendo y lo generalizo» refleja el individualismo extremo en el que estamos inmersos hoy en día. Si algo me sirve, lo elevo a la categoría de verdad universal, ignorando el contexto y la diversidad de las experiencias de los demás. Es la gran fiesta del «yo, yo y yo», donde tanto el problema como la solución se perciben como cuestiones individuales, como si todos fuéramos el ombligo del universo.

La psicología pop, la hija pródiga del capitalismo tardío. La terapia como imperativo, la hiperfocalización en el malestar y su intolerancia, soluciones individuales y fáciles a problemas complejos, pseudosoluciones que se basan en la culpabilización e ignoran variables contextuales y estructurales, nuevas tendencias de *wellness* para vender más, todo el mundo es técnicamente un poco psicóloga, y lo que importa es que a mí me funcione. Me río para no llorar. Sálganse del libro, que quiero estar sola.

Pero no nos pongamos derrotistas. Yo en verdad venía, por una parte, a desahogarme, pero, por otra parte, la idea también era que entendieras que no todo lo que parece psicología lo es: ni el cerebrocentrismo ni la psicología pop. Lo que sí es psicología te lo contaré justo ahora. Hablemos del contexto, el gran olvidado, y espero que el conocimiento te haga un poco más libre (segundo saludo para nuestro pana Sócrates, que solo tiró factos).

EN RESUMIDAS CUENTAS...

- En poco tiempo, la salud mental ha pasado de ser un tema estigmatizado a convertirse en una tendencia *mainstream*. Aunque la normalización de buscar ayuda es un avance, esto también ha generado ciertos problemas.
- La popularización de la psicología fomenta la intolerancia y la hipervigilancia ante el malestar, creando un mercado que, en muchas ocasiones, capitaliza situaciones donde no hay un problema real y nos impide desarrollar herramientas para transitar e identificar malestares del día a día que no son peligrosos para nuestro bienestar.
- Desde la psicología popular se difunden ideas erróneas como que siempre tenemos que ser felices, que todo el mundo ha de ir a terapia o que debemos ser la mejor versión de nosotros mismos, todo con el fin de ofrecer soluciones rápidas y simplistas a problemas complejos y estructurales o pseudoproblemas.

- La desinformación en la psicología popular ha distorsionado la figura de la psicoterapeuta, llevando a la creencia de que cualquier cosa que a alguien le funcione es terapéutica y centrando el bienestar exclusivamente en lo individual.

- El individualismo se manifiesta también en que valoramos las intervenciones dependiendo de si nos funcionan a nosotros o no, independientemente de si está comprobado que lo hacen en general, a menudo porque estas intervenciones han sido exitosas por variables que ignoramos.

3

El elefante en la consulta de psicología: el contexto

Claramente son muchos los frentes desde donde se nos dice que el problema está en nosotros y que la solución también. A veces, desgraciadamente, esto se nos puede colar además en psicoterapia, fundamentalmente por dos razones. La primera es que en psicología existen muchas corrientes de la psicología y no hay una teoría unificadora. Debido a esto, las corrientes que ponen el foco en ti son directamente incompatibles con las conclusiones del estudio científico del comportamiento humano, como veremos en este capítulo. La segunda razón, que afecta a este desacuerdo entre psicólogas, es porque desde algunos sectores políticos *no compensa* mirar más allá de ti.

Te lo voy a decir muy claro: el bienestar psicológico es una cuestión profundamente política. «No me interesa la política», «Ahora todo tiene que ver con la política» o «No mezcles la ciencia con la ideología», me dice José Ramón. El problema es que José Ramón reduce lo político a lo que ocurre cuando alguien vota a un partido, pero la política es más general que eso, pues hace referencia a las decisiones que tomamos colectivamente para organizarnos como sociedad en su sentido más amplio. Estas decisiones se basan en ideas (como la maldita meritocracia, por ejemplo) que nos afectan a todos, porque son actividades humanas dirigidas a las personas.

Con esta visión más amplia, no se me ocurre un campo de estudio más políticamente relevante que el de la ciencia del comportamiento humano. Así que hablemos de una vez por todas de la psicología científica, que para eso he estudiado.

Aunque el método científico no es la única manera de conocer las cosas, es la mejor de la que disponemos hasta ahora, independientemente de lo que diga tu tarotista. No es el método más ancestral, sino que, de hecho, es el más *baby*, pero sí es el que más control nos ha permitido para estudiar la naturaleza. ¿Cómo se traduce esto en psicología?

Al igual que la ley de la gravedad, existen leyes que rigen nuestra conducta, y están operando todo el tiempo, tengamos o no conciencia de ellas. Sé que en este momento podrías estar pensando: «¿Qué? ¿Mi comportamiento, tan complejo y único, reducido a simples leyes?». Es curioso cómo la ciencia a veces es vista como algo que simplifica o minimiza lo que parece tan maravilloso, como si explicar algo científicamente le quitara su encanto. Pero, en realidad, lo que hace la ciencia es ampliar nuestra comprensión. Nos ayuda a entender mejor los fenómenos, no a restarles valor. **Las cosas no se reducen a ciencia, se magnifican en ella.** No quiero ser demasiado directa, pero no eres un

En realidad, lo que hace la ciencia es ampliar nuestra comprensión. Las cosas no se reducen a ciencia, se magnifican en ella.

ser misterioso y especial, en realidad eres simplemente Javi de Ciudad Real. Así que, Javi, toma asiento, porque hay mucho más por descubrir y entender sobre lo que realmente mueve tu comportamiento.

A lo mejor te va a explotar el cerebro cuando te diga que no son diez ni cinco leyes: son dos. Hasta la gravedad tiene más leyes que la conducta humana. Te las voy a explicar porque de aquí vamos a sacar todo lo que veremos más adelante. Pero para explicarlas, y lo siento muchísimo, primero tendremos que hablar de tu ex.

Tu ex y la perra de Pavlov: el condicionamiento clásico

Imagina que estás en una fiesta y, de repente, pasa un chico. Al oler su perfume, sientes un vacío en el estómago y una tristeza abrumadora que te invade. Maldito Paco Rabanne y su sexy fragancia: es el mismo perfume que usaba tu ex. Esa respuesta visceral y completamente fuera de control que tienes no se da porque sea un efecto del perfume en sí, sino porque ese perfume está asociado a tu ex. Lo cierto es que solo podemos entender esa reacción a partir de tu propia experiencia con esa fragancia. Y, ojo, no todas las personas reaccionarán igual, porque cada una ha tenido diferentes vivencias. Lo que para ti puede evocar tristeza, para otros puede ser simplemente un perfume más. Así es, mi querida perra de Pavlov, estamos hablando de **condicionamiento clásico**: la ley que explica cómo las emociones y las sensaciones se activan a partir de estímulos específicos.

Ahora retrocedamos: todos los seres humanos tenemos respuestas reflejas innatas que nos ayudaron en el pasado a sobrevivir y, en última instancia, a reproducirnos (así es, el fin último de todo es follar). Por ejemplo, nos sobresaltamos al escuchar un ruido fuerte porque nuestro cerebro ha aprendido a asociar ese sonido con el peligro. Este sobresalto nos prepara para luchar o huir, activando nuestro sistema y enviando sangre a las extremidades para que tengamos más energía.

Pero no todo lo que hacemos de forma automática es algo con lo que nacemos. También hay respuestas reflejas que son aprendidas y modificables.

Así que el hecho de que algo se active de forma instintiva no significa necesariamente que haya nacido con nosotros. Muchas de estas reacciones son producto de nuestras experiencias, aunque a menudo ni lo notemos. El condicionamiento clásico explica todas nuestras **emociones, sentimientos, muchos reflejos y hasta las intuiciones**. Por ejemplo, las arcadas cuando sientes asco, la sensación de que algo va a ir mal y no saber por qué, la presión en el pecho al escuchar una mala noticia e incluso las erecciones. Pero entonces, en esta situación con mi ex, ¿cómo le digo a mi cuerpo que no estoy siendo perseguida por un león, sino que simplemente acabo de ver al chico que me hizo ir a terapia? Eso es justamente lo que podemos aprender a modificar en las circunstancias correctas. Pero tanto hablar de asco, que algo vaya mal, presión en el pecho y erecciones me ha recordado de nuevo a tu ex, así que volvamos a la historia.

Tu ex y la rata de Skinner: el condicionamiento operante

Ahora estás triste en medio de una discoteca. En tu *peak* dramático, decides romper el contacto cero y escribirle a tu ex (no te juzgo, nos ha pasado a todos). Lo haces porque, a corto plazo, es la manera más efectiva de aliviar la tristeza por su ausencia. Unos minutos después tu amiga te agarra del brazo y te dice que se van a casa de un *random* para seguir bailando (por favor, chicas, cuidado con esto). Decides ir porque la noche es joven (y tú también). En este escenario has hecho varias cosas —escribirle a tu ex e ir al *after*— en busca de ciertos objetivos: calmar la tristeza y bailar más canciones, respectivamente. Como una ratita en una caja Skinner (el experimento que dio a luz a nuestra segunda ley de aprendizaje), solo que en este caso la caja es una discoteca y la ratita eres tú. Has aprendido a hacer ciertas cosas porque te dan una recompensa inmediata: estamos hablando de condicionamiento operante.

A diferencia de la primera ley, el **condicionamiento operante engloba todo lo que hacemos, decimos y expresamos, y también todo lo que dejamos de hacer, decir y expresar.** Esta ley nos enseña que no solo actuamos por algo (siempre hay un antecedente), sino también

El condicionamiento clásico explica todas nuestras emociones, sentimientos, muchos reflejos y hasta las intuiciones.

para algo (una consecuencia). Y lo más interesante es que esto también se aplica a nuestros pensamientos. Por ejemplo, podrías preguntarte: «¿Por qué sigo pensando en mi ex si solo me hace sentir mal? ¿Qué gano con eso?». La mente funciona de maneras sorprendentes. En este caso, recuerdas a tu ex porque, aunque te cause malestar, al menos así lo mantienes presente en tu mente, ya que no puedes tener acceso a él en el mundo físico. Es doloroso, sí, pero te da un alivio mayor que enfrentarte a su ausencia total. El condicionamiento operante no solamente explica lo que hacemos, además abarca lo que pensamos. Estas leyes, igual que las de la gravedad, no solo se aplican a lo que está fuera de nosotros, sino también a lo que sucede «debajo de la piel». Al fin y al cabo, **tus órganos no flotan libremente dentro de tu cuerpo, ¿verdad? Pues lo mismo ocurre con tus pensamientos y emociones: tienen su propia lógica y obedecen a principios que los moldean.**

EN PALABRAS DE TU PSICÓLOGA

Leyes del aprendizaje
- Condicionamiento clásico: un estímulo desencadena una respuesta porque en su pasado se asoció con otro estímulo que ya desencadenaba esa misma respuesta. Aquí están las respuestas reflejas, sentimentales y emocionales.
- Condicionamiento operante: un estímulo desencadena una respuesta, y la probabilidad

> de que esa respuesta se vuelva a repetir está afectada por las consecuencias que tiene. Estas respuestas son aquello que hacemos más «voluntariamente», pensamos, expresamos y decimos.

La conducta es todo lo que hace un organismo, es decir, todos los verbos que puedas imaginar: oler, extrañar, escribir, bailar, recordar... No es algo fijo ni una esencia inmutable que llevas dentro, sino un fenómeno dinámico y relacional, moldeado por la interacción entre tu historia, tu contexto y tu entorno.

Por eso, si te digo que el perfume de la discoteca te desencadenó tristeza porque inhibió tu serotonina o estimuló tu sistema límbico, en realidad no estoy explicando nada. ¿Por qué a tu amiga no le inhibió la serotonina ni le estimuló el sistema límbico el mismo perfume? Porque las emociones y reacciones no pueden reducirse a un simple proceso biológico.

Para entenderlas, necesitamos mirar más allá del individuo y considerar su historia, sus experiencias y su contexto.

La conducta no puede separarse de estos factores más amplios que la moldean constantemente.

Zoom-out: interacción entre organismos y ambientes

Ya sabemos que la interacción de una persona con su contexto, tanto pasado como presente, es clave para explicar todo lo que hace. El ejemplo de tu ex ilustra cómo las variables individuales y el microcontexto influyen en la conducta, pero ¿qué pasa con las variables sociales y culturales? ¿Qué rol desempeña el macrocontexto en todo esto?

Estamos ante un juego de lentes. Nuestro comportamiento está influido por un contexto social que nos predispone, como individuos, a vivir ciertas experiencias. Insisto: predispone, influye, hace más probable. En psicología, esto se engloba dentro de lo que llamamos «variables disposicionales».

EN PALABRAS DE TU PSICÓLOGA

Variable disposicional: variable que predispone o influye en la conducta de una persona, aunque no la cause directamente. Aquí se engloban muchas variables dentro de las cuales están las categorías sociales, por ejemplo, ser mujer, ser bisexual o pertenecer a la clase alta.

Entonces ¿yo soy yo y mis circunstancias?

Como vivimos en una Sociedad™, existen categorías que organizan a las personas según dimensiones creadas y jerarquizadas a lo largo del tiempo por dinámicas culturales e históricas. Estas categorías determinan no solo quiénes tienen acceso a privilegios y beneficios, sino también quiénes se enfrentan a diversas formas de opresión y discriminación. El sistema económico, por su parte, no se queda atrás y saca partido de estas jerarquías. ¿Cómo? Haciéndolas parecer invisibles, como si no estuvieran ahí. Nos vende la idea de que el que está arriba llegó por su propio esfuerzo, sin considerar las condiciones externas que le facilitaron el camino. Así, perpetúa el mito de la meritocracia. No es que te vayan a decir de frente que no te dan un trabajo por el mero hecho de ser mujer, pero sabemos que el famoso techo de cristal existe. Por supuesto, hay gente que se empeña en negar que estas jerarquías existan. Pero, casualmente, esas personas suelen estar en las categorías más beneficiadas. ¿Hombres de clase media-alta, blancos y cisheterosexuales? Efectivamente. Voy a fingir estar sorprendida.

Ahora bien, vamos a desglosar algunas de estas categorías sociales y cómo se organizan, que hay mucho que ver:

- Clase social o poder adquisitivo: alta o baja.
- Género: hombre, mujer o cualquier otra identidad de género fuera de lo binario, también influye la expresión de género,

es decir, qué tan masculino o femenino se perciba a una persona.

- Orientación sexual: heterosexual, homosexual, bisexual, asexual, arromántico...
- Raza: considerando factores como el origen, la apariencia o el tono de piel.
- Otras categorías incluyen la discapacidad, el nivel educativo (relacionado con la clase social), la religión (mayoritaria o minoritaria), la juventud o el atractivo social, por ejemplo.

Cabe resaltar que las categorías sociales no son dicotómicas, sino espectros con matices e intersecciones. No eres simplemente rico o pobre, sino que te encuentras en algún punto dentro del espectro de clase social, y otras variables también influyen. Estas categorías no son independientes entre sí. Por ejemplo, no puedo decir que algo me ocurre solo por ser mujer o por ser pobre; soy una mujer pobre, y esas dos identidades se combinan para influir en mi experiencia de forma conjunta.

Nuestro macrocontexto, que abarca las categorías sociales a las que pertenecemos, afecta tanto a nuestro microcontexto como a nuestra conducta.

Sin embargo, esta influencia no es igual para todas las personas. Aunque cada quien experimenta estas categorías de manera distinta, existen patrones que, a pesar de no afectar a todos, son bastante comunes. Claro, hay personas que nacen en contextos de pobreza y logran hacerse ricas; personas racializadas que nunca se enfrentan a barreras laborales o miembros de la comunidad LGBT+ que disfrutan de sus relaciones sentimentales sin que su familia se haya escandalizado por ello. Pero estas excepciones no invalidan los patrones más amplios de desigualdad, ni pueden ser vistas como una regla general. La idea de que «ellos pudieron porque quisieron» no refleja la realidad de las mayorías que sufren esas barreras estructurales.

En los próximos capítulos analizaremos cómo diversos contextos sociales influyen en nuestra conducta. En concreto, abordaremos el impacto de tener o no una red de cuidados (capítulo 4), cómo la pertenencia a una clase social determinada afecta a nuestras acciones (capítulo 5) y la relación entre todo esto y el género (capítulo 6). Lo exploraremos a través de ejemplos tomados del ámbito que ha sido mi principal enfoque desde que decidí ejercer en mi campo: la consulta psicológica.

EN RESUMIDAS CUENTAS...

- La conducta se rige por dos principios fundamentales: el condicionamiento clásico y el condicionamiento operante. El primero explica las respuestas reflejas y emocionales que se activan ante un estímulo asociado previamente con una experiencia. El segundo abarca todo lo que hacemos y pensamos, guiado también por estímulos, pero sostenido o modificado en función de las consecuencias que esas acciones generan.

- Nuestro contexto social, o macrocontexto, influye de manera significativa en nuestras oportunidades y desafíos, predisponiéndonos a tener mayor o menor acceso a ciertos recursos o barreras. Aunque no determinan directamente la conducta, tienen un impacto considerable sobre ella. En psicología, esto se conoce como variables disposicionales.

- Dentro de nuestro contexto social encontramos las categorías a las que pertenecemos y que se han construido jerárquicamente a lo largo de la historia (género, clase o raza, por ejemplo).

4

La comunidad *matters*

Tenemos la idea de que nuestra salud mental mejorará si simplemente nos pasan menos cosas desagradables, pero eso no es del todo cierto. En primer lugar, porque el sufrimiento forma parte del simple hecho de estar vivas. En segundo lugar, que algo nos resulte desagradable no implica que no sea beneficioso para nosotras. Entiéndeme: un claro ejemplo de esto es la tristeza, que ya hemos visto que es una emoción fundamental a la hora de realizar un duelo, proceso que a su vez suele ser inevitable ante las pérdidas y los cambios.

Más que la ausencia de emociones desagradables, la salud mental depende más de la presencia de aspectos en nuestra vida que nos resulten satisfactorios y estén alineados con nuestros valores, pues no solo dan sentido a la vida, sino que ayudan a suavizar las inevitables tragedias que podemos llegar a vivir como seres humanos. Esa presencia de cosas agradables no es solo algo que nos pasa, también podemos actuar para llegar a estos reforzadores. **No somos amebas flotando en el espacio, sino agentes activos de nuestro entorno, con el que estamos constantemente interactuando para conseguir determinados objetivos. ¡Acuérdate del condicionamiento operante!**

Una de las experiencias más agradables que pueden pasarnos es vincularnos con otras personas. Somos animales sociales. Los seres humanos hemos evolucionado de la manera en la que lo hemos hecho tanto para desarrollar la capacidad de afiliarnos entre nosotros como gracias a ella. Hemos desarrollado el lenguaje más complejo entre todos los animales, y esto nos ha permitido comunicarnos entre nosotros y, por tanto, apegarnos más. La afiliación al grupo permitió una estructura compleja de cooperación que nos facilitó el acceso a más recursos, por mucho que te digan que el acceso a recursos depende de tu esfuerzo individual. Por tanto, sí, el *brunch* con tus amigas que te hace pensar que la vida a lo mejor vale un poco más la pena también tiene una base evolucionista. Hemos evolucionado para sentirnos bien por el simple hecho de vincularnos con otras personas, así que hablemos de cómo la red de cuidados y las conexiones influyen directamente en nuestra felicidad y calidad de vida.

Como terapeuta, es imposible pasar por alto esta necesidad inherente de encontrar bienestar en la comunidad.

Los malestares que pueden llegar a mitigarse (y evitarse) gracias a una red de apoyo sólida son innumerables.

Para entenderlo mejor, hablemos del caso de Carlos:

Carlos acudió a mi consulta porque llevaba deprimido unos meses. Estuvimos dando pasos lentos pero seguros en las cinco o seis primeras sesiones, sobre todo encaminados a que pudiera hacer todo aquello que antes le generaba ilusión en el pasado a pesar de su estado de ánimo actual. Hasta que un jueves cualquiera a la una de la tarde todo empezó a estar más que bien.

Carlos tropezó con un chico en la cafetería de su universidad que llevaba una camiseta de su grupo favorito. Entabló conversación con él: se llamaba Edgar, estudiaba Arquitectura y tenía una banda de música. Carlos terminó siendo invitado por Edgar a uno de los ensayos de su banda, donde conoció a cinco personas más con quienes también comparte su afición por la música. Pasaron las semanas y la relación se hizo más estrecha: tenían aficiones en común (la música), mucho tiempo para compartirlas (eran estudiantes), había espacios donde desarrollarlas (la universidad y los ensayos de la banda todos los miércoles a las ocho) y tuvieron suerte (el azar que les permitió encontrarse y empezar a hablar). Carlos mejoró significativamente en las semanas siguientes y, aunque me encantaría decir que fue gracias a que soy una excelente psicóloga, hay éxitos terapéuticos que no puedo atribuirme a mí misma y que guardo con mucho cariño. En esta situación, Carlos mejoró no solo gracias a tener la posibilidad de encontrarse con otras personas (la historia no sería la misma si teletrabajara, por ejemplo), sino también al papel activo que tomó dentro de ese contexto al aventurarse a entablar conversación con un extraño.

Coincidir con personas afines a ti es muchas veces una suerte y son las condiciones materiales las que te facilitan seguir coincidiendo…, pero no todo se basa en coincidir. Querer es un sentimiento, pero es, sobre todo, una acción: **querer es cuidar**. Los vínculos nacen de la conexión, aunque se mantienen a partir de cuidar y ser cuidado, y es verdad que ambas acciones son un privilegio, porque requieren de esfuerzo, energía, espacios y tiempo. A su vez, podemos esforzarnos en cuidar de las formas en la medida en que nuestras condiciones nos permitan hacerlo.

Importa mucho de quiénes nos rodeamos. Lo bueno es que muchas veces podemos elegir a la gente de nuestro entorno…, pero otras tantas no. Hablemos de esas personas que, en principio, no elegimos.

¿Los problemas psicológicos son literalmente los padres?

La familia es fundamental precisamente porque suele ser el primer entorno en el que recibimos cuidados. Es allí donde tenemos nuestras

Querer es un sentimiento, pero es, sobre todo, una acción: querer es cuidar.

primeras interacciones y también donde somos testigos de otras, de las cuales aprendemos, como ya hemos mencionado al hablar del aprendizaje vicario. Aprendemos viviendo, observando y escuchando del primer entorno en el que somos cuidados, pero tampoco nos flipemos. Cuando escuchamos que la familia es importante, se suele sobreestimar el papel de la familia y la infancia en el malestar psicológico, cuando ni la familia es el único entorno de la infancia en el que aprendemos ni la infancia marca tanto como nos dicen. Por ejemplo, algunos teóricos del apego postulan que tu estilo de apego se aprende en relación con tu cuidadora principal de la infancia y que esto marcará el resto de tus relaciones, también amistosas y románticas, por el resto de tu vida.

Es verdad que los mecanismos que llevan tiempo son más difíciles de cambiar o que es más fácil que salgan a la luz en momentos de malestar, pero los seres humanos estamos cambiando todo el tiempo a partir de experiencias y contextos nuevos.

Aquí es donde te podría vender mi curso de cómo pasar de apego ansioso a apego seguro en cinco pasos, pero mejor te cuento sobre Paloma, que a este capítulo hemos venido a hablar de casos prácticos.

Paloma viene a consulta diciéndome que quiere aprender a «gestionar» y «aceptar» su apego ansioso. Su terapeuta anterior le dijo que el apego ansioso siempre se mantendrá en esencia, que solo podía aprender a manejarlo y que para ello debía sanar la relación con su padre. Si me pagaran por las veces que me muerdo la lengua y no quemo facultades de Psicología, ahora probablemente estaría en ese retiro en Bali. Te explico por qué esto no era así.

Paloma me comenta que tiene una relación a distancia con Irene, y que cada vez que hay un desacuerdo entre ellas, Irene puede dejar de responderle durante tres días sin aviso previo, y ahí es donde le «aparece el apego ansioso»: la llama, le escribe y no deja de pensar que tiene miedo a que la deje. Esto le pasaba con su pareja anterior, Marina, quien también solía alejarse tras discusiones y amenazaba con acabar la relación, lo cual hizo tres veces.

El padre de Paloma no cumple actualmente ningún rol en su vida desde que la echó de la casa al enterarse de que era bisexual. Este suceso fue difícil para ella, y es normal que le genere miedos de ser abandonada y estar sola, aunque eso es solo el origen del problema. Su relación con Marina le enseñó que, cuando su pareja se aleja, existe la posibilidad de que la deje, ya que eso ocurrió en tres ocasiones. Con Irene, ha aprendido que, después de un desacuerdo, puede perder contacto con su pareja durante tres días. Los intentos que ella misma hace para restablecer la comunicación solo alimentan su ansiedad. ¿Quién no desarrollaría apego ansioso en esas condiciones? Y, sinceramente, ¿qué tiene que ver la relación que mantiene con su padre con todo esto?

Tras analizar la situación, Irene y Paloma decidieron asistir juntas a terapia de pareja. Ambas aprendieron herramientas para manejar los desacuerdos de manera más saludable, porque el apego ansioso de Paloma solo puede comprenderse dentro de su contexto actual: su relación de pareja y las conductas de Irene, que contribuyen a alimentar ese apego ansioso. La intervención solo puede ser efectiva si se trabaja desde este contexto presente, aunque, por supuesto, la historia también tiene su peso.

La terapia fue exitosa. No es magia, es psicoterapia basada en la evidencia.

Acudir al pasado ayuda a entender el presente, pero no basta con irse al pasado para solucionar el presente ni por hacerlo nos estamos yendo a lo «profundo». **La conducta no es profunda, sino amplia y dinámica**: amplia porque depende de los diferentes contextos y dinámica porque va cambiando con el tiempo según las experiencias que vamos teniendo. Las terapias enfocadas en ir al pasado triunfan por muchas razones, principalmente porque la mayoría de las veces en el pasado no tuvimos la culpa (en el presente tampoco, pero sí la responsabilidad). Esto es muy validante, pero revolcarse ahí no solo no es la solución, sino que puede incluso agravar el problema.

No hay nada más importante que el presente e, injustamente, somos lo que hacemos con lo que hicieron de nosotros.

La idea es que podamos validarnos a nosotras mismas entendiendo nuestro pasado y nuestra historia, donde a veces nos encontraremos con la familia y la infancia, aunque no siempre. No obstante, las herramientas que utilicemos para solucionar un problema deben estar, sobre todo, enfocadas en adaptarte a tu entorno de la mejor manera en el presente. Por ejemplo, no podemos entender el apego ansioso de Irene si no tenemos en cuenta su historia familiar y su experiencia con su expareja, Marina. No es que su cerebro tenga los neurotransmisores del apego ansioso, simplemente tuvo aprendizajes emocionales por asociación (¿te acuerdas del condicionamiento clásico?) por la historia que vivió en estos contextos. Sin embargo, la solución estaba enfocada en cambiar una parte de su contexto presente (la conducta de Irene) y su comportamiento en él, es decir, que dejara de hacer las cosas que alimentaban su ansiedad a largo plazo, aunque a corto plazo la aliviara (llamar y escribir a Irene cada vez que se sentía insegura). Así que, sí, tu relación con tu familia y tu infancia te pueden marcar, pero no te determinan.

Las herramientas que utilicemos para solucionar un problema deben estar, sobre todo, enfocadas en adaptarte a tu entorno de la mejor manera en el presente.

¿Familia o simplemente parientes?

El contexto familiar, por fortuna o por desgracia, no se limita a la infancia ni al pasado porque muchas veces la familia forma parte de nuestro presente. Esto puede causar problemas de la misma manera en la que el hecho de que no formen parte de nuestro presente también puede hacerlo. Vivimos en una sociedad donde se supone que la familia tiene que ir primero que otros tipos de vínculos, donde te cuidarán siempre, donde el amor es incondicional y donde puedes volver si todo sale mal. Insisto, *se supone*, porque tenemos que hablar de Mayra.

VISTO EN CONSULTA

Mayra viene a consulta por ansiedad. Como la ansiedad no es algo que se tiene dentro como un virus, sino que es una emoción que tenemos todas las personas (ya que es útil en muchos casos), he de evaluar a qué se refiere. Sufrir un problema de ansiedad significa que sentimos ansiedad con una frecuencia, intensidad, recurrencia o duración que ya hace que la ansiedad no nos sirva para nada. Al mismo tiempo, la ansiedad no ocurre en el vacío, sino que se desencadena por la presencia de estímulos que hemos codificado como tales. Así que me pongo a evaluar sus distintos contextos.

Mayra es mexicana, pero vive en España desde hace poco. Está en un país que no es el suyo, donde las reglas son ligeramente distintas. Su ansiedad empieza al mismo tiempo que su migración, claramente porque todos sus contextos han cambiado, pero este factor de novedad por diferencia cultural y ambiental por sí solo no es lo que explica esa ansiedad.

Me cuenta que se fue de México porque en España hay más trabajo como tatuadora. Evalúo su pasado y no hay ningún Trauma™, pero trauma no es solo algo que te pasa, a veces también es lo que te falta.

Mayra está en un país donde está sola y no tiene quien la ayude cuando tiene que hacer una mudanza, ni puede vivir con sus padres sin pagar alquiler mientras se hace un hueco en el mercado laboral y se estabiliza económicamente, tampoco tiene a nadie que la recoja en el aeropuerto después de un viaje largo, o con quien hablar tras un mal día, o una abuela a cuya casa pueda ir los domingos a comer.

En un contexto que hace poco que está aprendiendo a hacer suyo, no cuenta con los «amortiguadores» habituales que suelen ayudarnos a mitigar los efectos de los estresores de la vida diaria.

Le receté ansiolíticos y la mandé *pa* su casa (es broma).

La intervención con Mayra fue poco a poco porque al final lo que le faltaba era formar comunidad. Pero pronto pudo crear una red de cuidados. Ahora tiene amistades que le llevan ibuprofeno y comida china cuando se resfría, que le riegan las plantas cuando pasa el fin de semana fuera y con quienes cocinar un domingo de resaca hablando de las locuras que pasaron la noche anterior. Ahora sabe que hay familias y que también hay familias elegidas.

Por regla social, la familia se concibe como un entorno de apoyo más incondicional y de mayor permanencia; esto es bueno y malo. Es bueno porque significa tener a personas que «siempre van a estar ahí, pase lo que pase», un lugar a donde «siempre puedes volver si todo sale mal». Todos los apoyos que le faltan a Mayra parecen pequeños, pero sumados amortiguan los malestares y estresores de la vida diaria.

Por esto, tener a la familia lejos o que tu familia no te dé esos apoyos dificulta todo en tu vida, y a veces te tiene que faltar para notarlo.

Esto en otro libro simplemente te lo resumiría diciendo que la oxitocina está inversamente relacionada con el cortisol y que, como amor es igual a oxitocina, entonces más amor es igual a menos estrés. O lo que sea.

Ahora, la cara fea de esa moneda es que, aunque en todo vínculo cercano hay que gestionar siempre algo, hay familias en las que se interactúa más por defender la institución familiar, «porque es lo que toca ya que la familia va primero», aunque genuinamente nos vaya mal haciéndolo. En psicología, llamamos a esto una «regla verbal».

> **EN PALABRAS DE TU PSICÓLOGA**
>
> **Regla verbal**: reglas que guían nuestro comportamiento independientemente de las consecuencias inmediatas que tenga tener ese comportamiento. Muchas veces, esas consecuencias inmediatas son desagradables, pero en ocasiones la regla es más fuerte. Esto explica factores que nos benefician, como la disciplina (por ejemplo: «Tengo que ir al trabajo para tener un sueldo a fin de mes a pesar de que esté cansado») y otros que no tanto (por ejemplo: «Debo cuidar a mi pareja porque la pareja va primero a pesar de que me insulte y me haga sentir mal»).

El papel activo que asumió Mayra en la creación de vínculos es crucial. No tuvo la motivación al principio, está claro, pero se puso en situaciones donde podía conocer a gente afín a ella a pesar de no tener la motivación para hacerlo y por un beneficio futuro: crear esos lazos.

> Actuar, no con base en las sensaciones del momento, sino por el beneficio que nos traerá a largo plazo, porque va acorde con lo que valoramos, es una clave esencial para el bienestar psicológico.

Esto es aplicable a la creación de vínculos cuando el contexto nos lo pone difícil, y sobre todo cuando la comunidad se construye a fuego lento.

Las amistades como familia elegida

Volvamos al contexto social: sí es verdad que, como generación, nos sentimos solos. Las personas cada vez pasamos menos tiempo en la calle y más tiempo en casa teletrabajando y en redes sociales, y se nos están atrofiando las habilidades de socialización. Cuidar de nuestros vínculos ha pasado a considerarse una tarea más de la que tenemos que ocuparnos al final del día laboral, cuando ya estamos cansados. Además, la globalización obliga a empezar de nuevo constantemente: la gentrificación de las grandes ciudades está haciendo que la gente tenga que dejar sus barrios; el coste de vida obliga a muchas personas a compartir piso y a cambiar de vivienda cada vez que se les acaba el contrato, y muchos jóvenes se van a otros países a estudiar o a trabajar por falta de oportunidades en el suyo. Por múltiples razones, la era posmoderna en la que estamos no facilita demasiado que formemos una comunidad elegida. No es coincidencia que la mayoría de los problemas que he visto en consulta tengan que ver con aprender a vincularse mejor y con dificultades que estarían ridículamente «amortiguadas» si la persona tuviera una red de apoyo firme. **No es por ponerme dramática, pero tener buenas amistades puede salvarte la vida.**

Pero ¿cómo voy a estar sola si tengo siete aplicaciones de mensajería en mi smartphone, desde las cuales puedo mantener miles de conexiones virtuales y estoy a unos pocos clics de entrar en contacto con otra persona, aunque sea una *random* y se encuentre al otro lado del mundo? La hiperconectividad genera en nosotros la ilusión de que estamos socializando e intimando con otras personas, cuando a duras penas estamos simplemente conectando. Cojo el móvil y veo el contenido del día a día de *influencers* en Instagram, dejo cuatro comentarios en vídeos de TikTok y pongo tres tuits sobre las reflexiones profundas que he tenido en el día. Pensar que esto es socializar es como pensar que he jugado un partido de tenis después de estar con la Nintendo Wii: puede que me haya cansado como si realmente hubiera jugado, pero la verdad es que no lo he hecho. Es una ilusión, y la calidad de conexiones no llegan a generar intimidad genuina. Estamos hiperconectados y por eso mismo nos sentimos solos.

Pero no soy de la generación *boomer* y sé que las redes sociales no son el demonio (gracias a ellas estoy aquí «hablándote de mi libro», nunca mejor dicho). Tampoco es un problema exclusivo de «los jóvenes de hoy en día», porque no son solo los jóvenes, ni todos ellos, los que tienen dificultades con ellas.

Las redes sociales pueden alejarnos de los que podríamos tener cerca, pero también nos acercan a quienes están lejos.

Podemos resignificar las redes sociales y usarlas a nuestro favor: como un espacio social más donde seguimos el contenido de las personas cercanas a nosotras para facilitar esos lazos. Si tu amiga sube una foto del bar que está a diez minutos de tu casa, responder a ella puede terminar en que ambas vayáis a ese bar y os toméis dos gin-tonics mientras habláis de la vida en un espacio físico de socialización. Y, aunque eso no sea terapia, es terapéutico.

Los terceros espacios

Tradicionalmente, los seres humanos hemos vivido en tres espacios bien definidos. El primero es el hogar, un entorno íntimo y personal al que siempre podemos regresar para descansar, desconectar y reponer energías. El segundo espacio corresponde al trabajo, ya sea en una oficina o en cualquier otro lugar donde cumplimos nuestras responsabilidades y pasamos gran parte del tiempo. El tercer espacio es aquel destinado a la socialización, a la conexión con los demás; son los lugares de ocio donde cultivamos relaciones, nos relajamos y disfrutamos. Sin embargo, las condiciones de vida actuales han alterado esta estructura tradicional. El avance del teletrabajo, las jornadas laborales extensas, la tecnología y las redes sociales han difuminado los límites entre estos espacios. Hoy en día, el hogar se ha convertido en un lugar de trabajo para muchos, y las plataformas digitales permiten socializar sin necesidad de tener un espacio físico determinado. Así, los tres espacios —el hogar, el trabajo y el ocio— tienden a solaparse y volverse cada vez más difusos, se genera un entorno donde los roles y las interacciones ya no están tan claramente separados como antes. Esto puede provocar una sensación de agotamiento, confusión o falta de equilibrio, ya que las fronteras entre el descanso, la productividad y la recreación se desdibujan.

Permítanme ponerme *boomer-nostálgica* de nuevo, pero con la mirada contextual que te he prometido durante toda esta obra. En otras épocas, los terceros espacios solían ser aquellos lugares físicos y públicos que existían para socializar: el bar, el parque, el deporte al aire libre. En la calle, se aprendían interacciones con otras personas que no tenían guion, que eran cotidianas, que creaban roce... Las calles solían ser una extensión del hogar e invitaban a tener esas conexiones, porque el mismo contexto estaba hecho para ello. Las habilidades sociales son músculos que se entrenan a partir del ensayo y error y de la observación en el entorno natural en el que acontecen. Puedes leer todos los libros de habilidades sociales que quieras (no te voy a vender ninguno, tranquila), pero nada entrenará mejor tus músculos sociales como el mismo campo de juego, aunque, claro, aquí el tema es encontrar dicho campo... Algo difícil, pero no imposible.

Las relaciones sanas y los vínculos cercanos no se encuentran, se hacen. El contexto facilita o dificulta las interacciones sociales, aunque podemos ponernos en esos contextos asumiendo un papel activo en ellos para aumentar la probabilidad no solo de conectar con gente, sino también de entrenar esos músculos sociales. Muchas veces la mejor manera de aprender es lanzándote a la piscina, no reflexionando sobre la piscina o leyendo libros sobre la piscina. Hoy los terceros espacios han cambiado. A menudo, están en formatos de aficiones, por ejemplo (ya sean clases de pintura, de baile, *crossfit* o una conferencia sobre un tema que te apasione). Hacer una actividad que te guste donde haya otras personas potencialmente afines a ti es una buena manera de disfrutar y de conocer gente.

Aunque muchas personas no contamos con una buena comunidad de base, la buena noticia es que podemos crearla. Tener una red de cuidados es el factor más importante de cara al bienestar psicológico. Eso sí, crearla requerirá de esfuerzo porque las amistades no salen en el Happy Meal, ni todas tenemos los privilegios que facilitan coincidir, cuidar y, por tanto, vincularnos…, pero podemos movernos de contextos y movernos dentro de esos contextos. Sé que es más fácil decirlo que hacerlo, sobre todo cuando tenemos otros estresores y cosas que ocupan nuestro tiempo y mente, como el trabajo y el dinero. Hablemos de ello y de cómo estas variables pueden interactuar.

EN RESUMIDAS CUENTAS...

- El bienestar psicológico está muy relacionado con la presencia de valores que ayudan a amortiguar los inevitables sufrimientos que conlleva estar vivos. La red de cuidados es un valor crucial para todos los seres humanos precisamente por esto.

- La infancia y las experiencias familiares pueden marcar, pero no determinan; muchas veces se sobreestima el papel que tienen estas experiencias en los problemas psicológicos.
- Tener una familia que te cuida es un privilegio. Sin embargo, este no es el único ámbito donde podemos encontrar una red sólida: también hay familia que se elige.
- Las redes sociales y la falta de terceros espacios, en ocasiones, dificultan tener oportunidades de vincularnos y de cuidar a nuestra comunidad, pero eso no significa que sea imposible hacerlo: siempre podemos operar en el entorno (digital y presencial) a nuestro favor para cuidar a nuestros panitas.

5

¿Cómo vas a liberar serotonina si no llegas a fin de mes?

Querida lectora, bienvenida al corazón de este libro. Ya hemos explicado por qué no todas las personas partimos de las mismas condiciones y que por eso la meritocracia, como filosofía política, va en contra de lo que sabemos del comportamiento humano. En este capítulo desarrollaré mejor esta idea desde una perspectiva de clase, jerarquía social que, entre todas, es la más importante y la que más influye en cómo funciona la sociedad, porque define quién tiene más oportunidades y quién se enfrenta a más obstáculos. Las personas que gozan de mayor poder adquisitivo, además de otros beneficios de la función productiva económica (como ingresos pasivos o una herencia), disfrutan de mayores privilegios que el resto. Y, sí, creo que señalar esto, aunque parezca una obviedad, es necesario, porque las personas más beneficiadas suelen ignorarlo o, de forma más conveniente, prefieren no creer en ello.

Aquellos que dicen que el dinero no importa es porque nunca han tenido problemas económicos.

El dinero importa porque te da acceso a las cosas que importan.

Lamentablemente, no vivimos en un sistema donde nuestras necesidades básicas estén garantizadas; en su lugar, debemos trabajar para cubrirlas y, aun así, a veces ni siquiera eso es suficiente. Un claro ejemplo de ello es la terapia psicológica, un derecho fundamental al que, paradójicamente, acceden sobre todo quienes pueden permitírselo. Sí, José Manuel, existe un sistema público, pero su accesibilidad deja mucho que desear. Ejemplo práctico: me llega antes un paquete de AliExpress que una cita de cuarenta minutos con un profesional en el centro de salud.

Hay un sistema, sí, pero ¿realmente es funcional y accesible?

Como psicóloga que ha trabajado exclusivamente en consulta privada durante toda su carrera, hay una gran parte de la población a la que nunca he podido atender: aquellas personas que, simplemente, no pueden permitirse pagar una hora de terapia. Aunque la psicoterapia suele tener un precio justo, sigue siendo inaccesible para la mayoría. No, José Manuel, esto no se arregla con que las psicólogas privadas bajen el precio de su consulta. Por lo que sea, la solución no es que «ya que está todo el mundo precarizado, que se precaricen las psicólogas también y aún más». Por lo que sea.

Y, cuando algunas personas hacen grandes esfuerzos económicos para acceder a la terapia privada, se enfrentan a dos grandes inconvenientes.

El primero es que probablemente no puedan permitirse muchas sesiones o terminar la terapia. Las psicólogas, por mucho que intentemos reducir el número de sesiones al mínimo necesario, no podemos enseñarte a superar un duelo enquistado por la pérdida de tu madre en solo dos sesiones, ni ayudarte realmente con una depresión si solo podemos verte una vez al mes. Eso sería caer en la psicología *fast fashion* de la que hablamos en capítulos anteriores y que tanto daño hace, porque no tendríamos ni el tiempo ni el espacio necesarios para abordar casos de ese tipo con la profundidad y el cuidado que merecen.

El segundo inconveniente que observo es que muchas personas que llegan a consulta tienen problemas, sí, pero muchos de esos problemas se podrían resolver o al menos mitigar si pudieran llegar a final de mes o aspirar a mejores condiciones laborales. La necesidad de ampliar el enfoque de la salud mental para incluir los problemas estructurales se vuelve evidente cuando adoptamos una perspectiva de clase. Como terapeutas, nuestro ámbito de acción es individual, pero a menudo nos enfrentamos a problemas que son, en realidad, de carácter colectivo y estructural.

Aquí es donde se vuelve imposible negar que el poder adquisitivo (y todo lo que lo rodea) influye directamente en la salud mental. No solo porque el dinero da acceso a las necesidades básicas en mayor o menor medida, sino también porque impacta en cuán estresantes son las condiciones de vida cuando no nos podemos permitir comodidades que favorecerían nuestro bienestar psicológico.

Vivo más tranquila si puedo pagar un taxi de diez minutos para ir al centro de la ciudad, en lugar de pasar una hora en transporte público; si tengo tiempo para cultivar amistades profundas porque termino de trabajar a las tres de la tarde en lugar de a las ocho con un turno partido; si alguien en casa me prepara la comida; si puedo teletrabajar y separar mi espacio de trabajo del de descanso... Todo, de una forma u otra, está vinculado con nuestro poder adquisitivo. Todo es plata, mi gente. Veamos cómo influye.

El cortisol, efectivamente, sube con el alquiler

Mientras escribo esto, el sueldo medio en varias ciudades de España se parece mucho al del alquiler medio. Así que, si solo soy una chica cualquiera que quiere vivir sola en un piso cualquiera, tras pagar el alquiler, a lo mejor me sobran unos pocos euros para todo lo demás (es que a veces soy caprichosa y quiero comprarme, yo qué sé, comida y esas cosas).

Por eso, una chica cualquiera prefiere compartir apartamento con tres desconocidos y, aun así, estaría destinando casi la mitad de su sueldo a su habitación.

El alquiler ha subido casi tres veces más que los salarios: seguimos compartiendo un piso alquilado a la misma edad en que nuestros padres compraban su primera casa a cambio de seis frambuesas.

Así que tener de compañeros de piso a tu madre y a tu padre hasta los cuarenta empieza a parecer una opción viable (espóiler: no te sale gratis, porque en muchos casos lo pagas con tu salud mental). Lo más probable es que sigamos de alquiler mucho después de que nuestros padres se jubilen; a la misma edad en que ellos se retiren, nuestra generación probablemente continuará enfrentándose a la incertidumbre de no saber dónde ni cómo vivir.

Aunque independizarse a menudo se asocia con un «progreso» social, también puede generar nuevos inconvenientes, especialmente si se hace en un contexto económico complicado o con un sueldo bajo. Es decir, la independencia no siempre es tan ideal como parece, y puede traer más dificultades si no se tienen los recursos suficientes para sostenerla.

Para entender mejor esto, veamos lo que le ocurrió a Wanda.

Wanda viene a consulta porque tiene una ansiedad que la acompaña día y noche. Me cuenta que vive con una presión en el pecho constante, que no duerme bien y que se nota muy sensible e irritable, incluso cuando está tranquila con sus amigas. Todo esto comenzó hace un año y ha ido empeorando progresivamente. Al principio, podía manejarlo, pero ahora ni su app de meditaciones ni sus sesiones de *tapping* le funcionan.

Cuando todo esto empezó, Wanda estaba independizándose tras terminar la universidad. Ahora comparte piso con tres estudiantes y trabaja de teleoperadora desde casa para una empresa estadounidense, desde el mediodía hasta la noche. Dice que le cuesta adaptarse a su horario porque sus amigos no pueden quedar ni por la mañana ni tan tarde por la noche. Tampoco socializa mucho con sus compañeros de piso porque, sinceramente, no quiere verlos ni en pintura, ya que son parte del problema: no paran de hacer ruido, lo que le dificulta concentrarse en el trabajo y le genera más ansiedad.

Me doy cuenta de que Wanda tiene ansiedad no solo porque no sale de su pequeña habitación durante todo el día debido a su horario de trabajo y su jornada extensa, sino porque ha asociado toda la habitación con el estrés del trabajo. ¿Te acuerdas del condicionamiento clásico? Pues la habitación es como el perfume de tu ex y su trabajo es el ex: solo entrar al cuarto ya desencadena la misma emoción de estrés por simple asociación. Además, hay otros factores que agravan la situación: vive en una habitación pequeña porque no puede permitirse más, comparte piso con tres personas (con presupuesto de estudiante) porque no puede pagar algo mejor, no puede dejar su trabajo porque no tiene ahorros, y volver a casa de sus padres no es una opción, además no puede mudarse a corto plazo..., y un largo etcétera. Todos estos serían problemas menores si, en primer lugar, no estuviera ganando solo un sueldo mínimo. Llámame «psicóloga loca progre», pero algo me dice que la ansiedad de Wanda no se debe solamente a un desequilibrio bioquímico, sino a factores de su historia y contexto. De hecho, lo que realmente me sorprendía es que Wanda estuviera pagando las consultas de terapia privada.

Con Wanda trabajamos muchos temas. No, no podía mudarse ni alquilar una oficina en ese momento, pero al menos pudo aprender a ser asertiva y negociar con sus compañeros de piso sobre el tema del ruido. Logró acordar con ellos el poder tener privacidad en el salón para teletrabajar allí dos veces por semana, lo que ayudó a que su habitación no estuviera tan asociada al estrés, lo que, a su vez, mejoró la calidad de su sueño. Incluso implantamos claves contextuales para mejorar su estado de ánimo: usaba la luz blanca en la habitación cuando trabajaba y la luz amarilla cuando descansaba, de modo que la luz blanca comenzó a ponerla automáticamente en «modo trabajo» y la luz amarilla en «modo descanso». Además, planeaba con antelación quedadas con sus amigos los fines de semana para tener algo positivo que esperar durante la semana laboral, y también se obligaba a hacer planes sola por las mañanas, que incluían moverse y salir de casa, aunque al principio le costó.

También desarrollamos un plan a largo plazo dividiendo los objetivos en pequeños pasos que podía incorporar en su vida diaria, como explorar la posibilidad de mudarse, cambiar de trabajo y socializar más. Se centró en lo que podía controlar y aceptó lo que, por el momento, no podía modificar fácilmente.

Si Wanda hubiera tenido dinero, yo como terapeuta no me habría quebrado la cabeza ideando maneras para ayudarla con sus problemas de estrés. Probablemente, no habría tenido estos niveles de ansiedad o por lo menos no por las mismas razones. El dinero, o la falta de él, es una variable contextual más que hay que tener en cuenta cuando las psicólogas analizamos la conducta de la persona. Por ejemplo, si queremos que una pareja tenga citas románticas y avive la chispa del amor, será mucho más fácil trabajar con quienes puedan permitirse contratar una *nanny* para que cuide a su bebé mientras van a cenar que hacerlo con la pareja que une dos sueldos mínimos para poder pagar un alquiler y que para cenar fuera tendría que no poner la calefacción en todo el mes. Seguramente, la primera pareja sea la jefa de la segunda.

El dinero, o la falta de él, es una variable contextual más que hay que tener en cuenta cuando las psicólogas analizamos la conducta de la persona.

«Mi jefe nos explota, ¡pero los viernes nos da pizza!»

Tengo una idea «loca» para combatir el estrés laboral: ¿y si dejamos de explotar a las personas, les damos condiciones laborales dignas y les pagamos sueldos razonables? En mis años como terapeuta, aunque breves pero intensos, he visto que muchos problemas psicológicos, como la ansiedad, la depresión, el estrés e incluso crisis existenciales, podrían haberse resuelto si la persona hubiera podido simplemente dejar su trabajo. Pero, claro, no es tan fácil. Muchas veces, dejar un empleo que te explota es como saltar al vacío, y esto puede generar un problema aún mayor, sobre todo cuando tienes cierta edad, no dispones de ahorros, las opciones son limitadas o no puedes permitírtelo.

Hoy en día, es más común encontrar trabajadores con algún grado de agotamiento (o *burnout*) que aquellos que no lo tienen, sobre todo entre los más jóvenes. Tampoco es una sorpresa que este estrés esté vinculado con una mayor incidencia de problemas psicológicos, como depresión y ansiedad, así como con problemas de salud física, como enfermedades coronarias. Pero el impacto no solo afecta la salud psicológica y física, sino también la productividad, irónicamente. Los salarios más altos se correlacionan con una menor probabilidad de problemas psicológicos, en parte porque también aumentan las posibilidades de acceder a asistencia de salud mental, ya sea de manera directa o con cosas que indirectamente ayudan a la salud mental sin ser asistencia. Sin embargo, no solo se trata de no ganar suficiente dinero porque se tiene un salario bajo, sino también es una cuestión de no tener tiempo ni energía, porque te están sobrecargando de trabajo.

Ahora, imagina que te pagan bien, pero trabajas diez horas al día, de lunes a viernes (aunque esto sería un caso especial, porque jornadas tan largas no siempre vienen acompañadas de un buen salario). El problema es que nunca llegas a las metas de la empresa, así que a veces te quedas un par de horas más. Pero no te preocupes, tu jefe organiza una *pizza party* este viernes. Él paga las pizzas, porque es muy generoso (o porque luego pasará la factura a gastos de empresa, que yo también me sé los trucos). Le importa tanto tu salud mental que incluso organiza talleres mensuales con diferentes profesionales para ayudarte con ello: inteligencia emocional, *mindfulness* para combatir el estrés y centrarse en el presente, consejos para organizarte mejor, nutrición y fitness... Pero ¿y si el entorno laboral no solo impide que puedas implementar esos cambios, sino que es precisamente el que fomenta los problemas que te llevan a necesitarlos? Muchas veces, las soluciones al estrés se centran solo en el individuo, pero, ¡oh, sorpresa!, nos damos cuenta de que son las variaciones en las políticas internas del entorno laboral los que realmente generan un cambio positivo. Condiciones que permitan una mejor conciliación entre la vida laboral, personal y de ocio, y jornadas laborales que no se extiendan más allá de lo necesario, son clave para evitar que el estrés se convierta en un problema crónico.

No termina aquí la vaina. La precariedad laboral no es el único problema, también lo es la incertidumbre. El miedo a perder el trabajo o a no encontrar uno, en una era de contratos temporales y de corta duración, afecta nuestra salud mental incluso más que perder el trabajo en sí mismo. Los seres humanos no toleramos bien la incertidumbre, especialmente cuando se trata de asuntos fundamentales como el trabajo, que a su vez nos permite acceder a lo que de verdad importa. El mundo competitivo en el que vivimos, que nos exige producir más por el miedo a ser reemplazados, con pagos por objetivos, requisitos inalcanzables para ciertos puestos y el temor a tener que pedir una baja por enfermedad..., tiene un impacto negativo en nuestra salud mental. Para esto, hay que hablar de Deborah.

VISTO EN CONSULTA

Deborah viene a consulta por depresión, ansiedad y problemas de pareja. Sobre esto último, dice que discute con su novio casi todos los días y siente que está dañando la relación al ser tan impulsiva a la hora de discrepar. Al mismo tiempo, se considera demasiado dependiente de él. Me cuenta que trabaja como productora de cine y dice que el panorama laboral es terrible. Su profesión implica periodos de trabajo intenso de varias semanas, seguidos de periodos de «descanso», lo que se podría traducir como incertidumbre total, porque no sabe cuándo tendrá su próximo trabajo. Adivina, querida lectora, qué periodos coinciden con ansiedad y cuáles con depresión.

Efectivamente, me di cuenta de que Deborah sufría de ansiedad constante durante las semanas de rodaje en las que trabajaba doce horas al día, con el director gritándole para resolver todos los imprevistos. Cuando llegaba a casa, su sistema nervioso seguía funcionando como si estuviera huyendo de un león, y esa tensión la descargaba con su pareja de manera poco saludable. Cada vez que respondía mal a su pareja por la más mínima interacción, se sentía peor después, y ello creaba una espiral de malestar: estrés y culpa, especialmente porque su pareja era la única persona fuera del trabajo con la que tenía contacto.

Los periodos depresivos de Deborah coincidían con los momentos en los que no tenía trabajo, ya que la incertidumbre la dejaba paralizada. Había llegado a formar el hábito de moverse solo bajo la presión de un estrés inminente, pero este patrón la había llevado a desaprender cómo moverse por sensaciones agradables. Simplemente, no tenía espacios donde pudiera moverse por ilusión, pasatiempos, valores o placeres. Ningún sistema nervioso puede sostenerse a largo plazo moviéndose de forma exclusiva por estrés sin que ello termine pasándole factura.

Haciendo lo mejor con lo que podíamos, y sabiendo cómo era su clima laboral, trabajamos para que aprendiera a desconectar. Sabíamos que, aunque estaba agotada después de la jornada, era fundamental que se forzara a hacer actividades que fueran medianamente agradables, más allá de pasar horas haciendo *scroll* en Instagram. Sabíamos que esa distracción inmediata podría ser estimulante y accesible, pero a largo plazo solo le dejaba una sensación de malestar. Así que Deborah retomó la lectura de novelas policiacas y las llamadas con su mejor amiga, que vivía lejos, y estableció rutinas de autocuidado por la noche.

Dentro de lo posible, también aprendió a ser asertiva con su jefe, aunque, siendo realistas, había momentos en los que eso no podía ser. Para esos casos, trabajamos para que aprendiera a autorregularse durante los rodajes, repitiéndose mantras como «Solo faltan tres días para que termine el rodaje». Además, implementó ejercicios de respiración durante su camino a casa para llegar más tranquila y poder disfrutar del tiempo que compartía con su pareja. De esta manera, podía relajarse con él, desahogarse y, lo más importante, evitar que su estrés fuera el motor de las discusiones.

Por último, el foco de la intervención en los periodos depresivos fue, por un lado, enfocarse en lo que sí podía manejar y esquematizarlo (de lunes a viernes, de nueve a once, buscaba ofertas de rodaje) y, por otro, desarrollar estrategias para dejar de rayarse en momentos y situaciones donde no controlaba nada: controlas la búsqueda de trabajo, pero no necesariamente encuentras trabajo. Así también pudo aprovechar los momentos de incertidumbre para sumergirse incluso más en sus otras aficiones. De esta manera, aunque no pudiera relajarse del todo, porque eso era imposible, lograba nutrirse con aquello que le gustaba para disminuir su malestar.

En terapia aprendemos más a saber estar mal que a saber estar bien. **Lo siento, pero todavía no existe la tecnología para extirparte el sistema nervioso y evitar que sufras ante ciertas situaciones que, siendo honestos, lo verdaderamente extraño sería que no te afectaran.** La única manera de no sentirte mal ante la incertidumbre laboral, la precariedad en el trabajo, la explotación de tu jefe o la imposibilidad de cubrir tus necesidades básicas es, yo qué sé, teniendo muchos ahorros, una herencia o ingresos pasivos que te permitan dejar de trabajar en esas condiciones... Nadie puede librarse de pasarlo mal y angustiarse en determinadas situaciones, tampoco los terapeutas de salud mental, ¡claro! Y te diré más, si vivieras en un mundo ideal en el que todos tuviéramos dinero suficiente y nadie sufriera explotación laboral, vendrías a mi consulta por otras razones.

Hay malestares inevitables que aprendemos a transitar, y hay otros que, con el tiempo, podemos reducir.

Sin embargo, muchas veces la única opción es compensar esos malestares nutriendo otros aspectos de nuestra vida que valoramos. Escojo el caso de Deborah porque ilustra dos aspectos clave sobre el estrés relacionado con el trabajo, el dinero y la clase social que vale la pena analizar.

El primero es una característica importante sobre la ansiedad, una emoción que todos tenemos la capacidad de sentir: es acumulativa. Por ejemplo, si acumulamos dos puntos de ansiedad por no haber terminado las tareas del hogar, cinco por la carga laboral y dos por una discusión con una amiga, en total sumamos nueve puntos de ansiedad. Nuestro sistema nervioso no distingue entre un ámbito y otro, ni organiza el estrés en compartimentos separados; para él, todo es una amenaza inminente, como si aún estuviéramos en la selva y cada problema fuera un león (básicamente, seguimos con el software desactualizado).

Esto significa que, si el trabajo te genera ocho puntos de ansiedad, te queda muy poco margen para gestionar cualquier otro malestar sin sentirte desbordado. A la mínima, vas a saltar. Esto es justo lo que le pasaba a Deborah con su pareja. Pero, además, ella mencionaba otro problema: la dependencia. El segundo aspecto clave del estrés relacionado con el trabajo y los problemas económicos.

Deborah interactuaba con su pareja simplemente porque vivía con él. No es que no quisiera mantener el contacto con sus amistades o su familia, sino que, entre la falta de tiempo y el agotamiento constante, le resultaba imposible cuidar esos vínculos. Entonces, casi todas sus necesidades sociales y emocionales recaían en su pareja, Sin embargo, justo por eso, el ejercicio clave fue obligarse a sacar energía y tiempo para hacerlo.

Como vimos en el capítulo anterior, los vínculos cercanos son indispensables y se construyen con tiempo y constancia. No podemos depositar todas nuestras necesidades emocionales en una sola persona cuando, en realidad, están diseñadas para ser nutridas por toda una tribu. Por eso, hablar de trabajo, dinero y clase nos lleva inevitablemente a hablar de comunidad.

La comunidad es cuestión de tiempo

«Es que no me da la vida, tía».

Esta es probablemente la frase que más he escuchado desde que me mudé a Madrid hace ya varios años.

La intimidad en las amistades surge, entre otros motivos, de la fricción y la cotidianidad, de coincidir constantemente. Y aquí está el problema: la mayoría de nosotros no tenemos la suerte de coincidir a diario con nuestros seres queridos.

Además, entran en juego otros dos factores clave: el tiempo y la energía. Aunque queramos, encontrar un hueco para vernos es toda una odisea por culpa de las jornadas laborales, los trayectos en transporte público, las tareas del hogar, el *journaling*, el gimnasio (porque hay que trabajar en «la mejor versión de uno mismo»), las gestiones del *adulting* y la carga de cuidados... Al final, nadie está disponible para nadie. No solo el roce no está garantizado, sino que tampoco hay tiempo para provocarlo. Con lo que nos gusta el roce.

No podemos depositar todas nuestras necesidades emocionales en una sola persona cuando, en realidad, están diseñadas para ser nutridas por toda una tribu.

Aparte de la fricción y la cotidianidad, la mejor cualidad que podemos tener en nuestros vínculos es la disponibilidad. Pero ¿a qué amiga se supone que voy a llamar si un martes por la noche me entero de que mi pareja me ha sido infiel? Incluso teniendo una amiga íntima, es posible que no pueda ir a su casa a llorar durante horas porque ambas tenemos que madrugar, porque, simplemente, no nos da la vida. Los vínculos y su cuidado son, en la mayoría de los casos, inconvenientes para la rutina moderna capitalista. Aquí también entra en juego el hacer lo que podemos con lo que tenemos: muchas veces no habrá tiempo, energía ni espacio, así que tendremos que crearlo desde donde podamos.

¿Cómo adaptarte a un sistema roto?

Que sí, que nos han dejado una economía de mierda: los ricos son cada vez más ricos, trabajamos más horas, la competencia y la incertidumbre laboral son constantes, no vamos a heredar la empresa por quedarnos un par de horas extras, pero sí nos pueden echar si no lo hacemos. A todo le afecta la inflación menos a los sueldos, pocos vemos la posibilidad real de comprarnos una casa, la maternidad y la paternidad casi ni están sobre la mesa por una cuestión económica, compartimos casa hasta la edad de Jesucristo y más allá... Es inevitable ver que muchos de los casos que llegan a consulta psicológica tienen su origen directo en todo esto.

Es cierto que las soluciones de raíz no son individuales, pero sí hay maneras de encontrar equilibrio. ¿Qué puedo hacer yo, como terapeuta, para ayudarte a que te adaptes a un sistema tan cuestionable? Proporcionarte las herramientas necesarias para ello. Aquí entra el balance entre controlar lo controlable y aceptar lo incontrolable, como hemos visto en los dos casos de este capítulo. Y esto nos da un papel más activo del que tendríamos si solo nos culpamos por lo que nos pasa o si nos limitamos a quejarnos del sistema (con toda la razón del mundo) sin hacer nada al respecto desde donde sí podemos.

El sistema económico y laboral actual está obsoleto. La semana de cuarenta horas se implantó en la Revolución Industrial, en un contexto donde un solo sueldo podía mantener a toda una familia y se asumía que alguien —generalmente una mujer— se encargaba del trabajo de cuidados y crianza en casa.

Las cosas han cambiado, sí, pero tampoco del todo. La mayoría ya no puede sostener un hogar con un solo ingreso, pero las jornadas laborales siguen siendo igual de largas. Y, aunque más mujeres están en el mercado laboral, el trabajo doméstico y de cuidados sigue recayendo en ellas de manera desproporcionada.

Tampoco podemos hablar de clase sin hablar de género.

EN RESUMIDAS CUENTAS...

- La clase social y el poder adquisitivo son dos de las variables más influyentes en el bienestar, ya que el dinero es importante porque da acceso a lo importante. Este acceso incluye recursos que mejoran el bienestar psicológico, como la terapia psicológica.
- El encarecimiento de las viviendas, las condiciones laborales precarias, la incertidumbre laboral, el estrés en el trabajo, las jornadas largas y los sueldos bajos también afectan a la salud mental y, a menudo, también a otras áreas de manera estructural.
- Cuando el malestar psicológico viene tan predispuesto por variables sociales como el trabajo o el poder adquisitivo, los problemas se pueden tratar en terapia psicológica…, pero hasta cierto punto.
- A todos estos problemas relacionados con la clase social les afecta no tener tiempo y energía para nutrir nuestra red de cuidados, la variable más importante para mantener la salud mental. El pez que se muerde la cola, básicamente.

6

Cerebritos rosas y cerebrotes azules

Lo digo yo antes de que lo suelte José Manuel: además de roja, feminazi. Pues sí, ya viene la *woke* de turno a ponerse las gafas violetas o lo que sea que digan estas. Lo que he aprendido a lo largo de mi carrera como terapeuta es que no podemos comprender el comportamiento humano sin antes entender el género como un sistema social binario que influye en muchas de nuestras realidades. En cuanto se sabe lo que tenemos entre las piernas (¡DENTRO DE UN ÚTERO!), se comienzan a generar expectativas sociales sobre quiénes somos y qué debemos hacer. Esto es lo que llamamos «género», y esas expectativas se refuerzan socialmente, marcando los comportamientos que se esperan de nosotras. O, a veces, ni siquiera hace falta tanto. Te cuento una pequeña anécdota personal que lo ilustra muy bien.

En mi primera ecografía, la doctora le dijo a mi madre que iba a ser un niño. Mi madre me contaba que yo pateaba mucho, y, como era lo esperado, dijo que sería futbolista. Pero cuando nací y vieron que tenía vulva, no solo tuvieron que redecorar toda mi habitación, sino que también se desmoronó el sueño de tener una hija futbolista. A partir de ahí, pensaron que simplemente pateaba porque era una niña amargada. Me pregunto: ¿por qué nunca se les ocurrió que tal vez podría ser una chica futbolista? (Espóiler: no podría, tengo fobia a las pelotas).

Estas suposiciones no vinieron directamente del sexo asignado en mis genitales, sino de lo que esos genitales representan en esta sociedad: se me asignó la categoría de «mujer» al ver que tenía vulva. Esa categoría de mujer lleva consigo un montón de expectativas y roles sociales, y a eso es a lo que denominamos «género». Seguro que estás cansada de oírlo, pero no está de más un pequeño repaso.

EN PALABRAS DE TU PSICÓLOGA

Género: conjunto de comportamientos, roles y atributos con los que se nos relacionan en función de si nos leen como hombres o como mujeres. En esta sociedad, el género se asigna en función del sexo.

Sexo: categoría biológica que incluye varios niveles (gonadal, hormonal, genital, cromosómico, etc.) que frecuentemente suelen coincidir entre sí bajo lo que se engloba como «hembra» y como «macho». En esta sociedad, el sexo se asigna en función de los genitales.

No es solo que haya características asociadas a lo masculino y lo femenino que se han construido y cambiado a lo largo de la historia por razones culturales, políticas, religiosas y económicas. Hay algo más importante en el género: todo lo asociado a lo masculino es visto socialmente como más importante, válido o incluso superior. Nos encanta dividirlo todo en dicotomías jerarquizadas según el género. Por ejemplo, consideramos que ser «racional» es algo masculino y superior, mientras que ser «emocional» es femenino e inferior, cuando en realidad no son dos conceptos excluyentes, ni desconectados, ni implica que las mujeres sean emocionales y los hombres racionales. Esta idea también se refleja en las carreras: ser ingeniero o médico está mejor valorado (y mucho mejor pagado) que ser enfermero o maquilladora.

No se trata solo de que vemos el mundo azul y rosa, es que vemos el azul como algo superior al rosa.

El argumento más común que se lanza en defensa de estas ideas es que las diferencias entre géneros son simplemente biológicas, que estamos preprogramados y condenados a que hombres y mujeres seamos categorizados dentro de un color u otro; llegan esas pseudoexplicaciones de que los hombres en el Paleolítico cazaban (aunque la evidencia muestra que las mujeres también lo hacían) y que por eso, supuestamente, son los «proveedores naturales». No, esto no tiene nada que ver con que los hombres tengan un mundo laboral diseñado específicamente para ellos, en el que las mujeres apenas hemos tenido espacio hasta ayer, ni con que las mujeres asumamos la mayor carga de los cuidados, ni con que ellos cuenten con privilegios. Es la psicología evolucionista, una de las teorías que más ha sido tergiversada, superando incluso a las famosísimas neuromierdas (y eso es decir mucho). Porque, claro, si esas características son parte de nuestra «esencia», entonces vienen de dentro, son inmutables, y no tienen nada que ver con el contexto. Así que ni lo mires, ni lo cuestiones. ¿A qué te suena esto?

Biológicamente histéricas

«Los hombres y las mujeres somos distintos por biología, lo demás es ideología», te soltará tu tío Paco en la cena de Navidad (otra vez), sin ni siquiera entender la diferencia entre sexo y género. Las diferencias generales que encontramos entre personas dentro de las categorías sexuales (macho o hembra) son predisposicionales. Por ejemplo, los hombres tienen una mayor predisposición a tener más masa muscular que las mujeres, principalmente por los niveles de testosterona. Pero esto no significa que todos los hombres sean más fuertes que las mujeres, ni que el hombre sea fuerte y la mujer débil, ni que la fortaleza física no pueda variar, ni que ser hombre te haga automáticamente fuerte. Recordemos que, cuando hablamos de comportamiento humano, dijimos que la genética predispone, pero no determina; el contexto y la historia desempeñan un papel mucho más relevante.

El sistema binario de género se ha mantenido principalmente gracias a los esencialismos. Frases como «Las mujeres son secretarias y no jefas porque tienen el cuerpo calloso del cerebro más grueso» o «Somos reactivas emocionalmente debido a insertar una hormona femenina aleatoria» son algunas de las que se dicen por ahí, ¡y no irónicamente!

El esencialismo es peligroso porque se infiltra en el estudio del comportamiento humano y, por ende, también en el ámbito de la salud mental. Tiene estrategias muy parecidas al cerebrocentrismo, donde los datos se disfrazan de 100tifikos para mostrarse más reales. Claro que hay diferencias en, por ejemplo, trastornos mentales en función del género, ¡porque nos socializan de manera diferente!

Las mujeres sufrimos más ciertos problemas psicológicos: depresión, ansiedad, trastorno de estrés postraumático, bajo deseo sexual, anorgasmia, problemas de imagen corporal y trastorno límite de la personalidad. Agárrame la cerveza y te explico por qué, y en el mismo orden: tal vez tenemos menos cosas que nos entusiasmen, más presiones sociales y más probabilidades de enfrentar situaciones traumáticas, si disfrutamos del sexo nos etiquetan de «putas», no nos motivan a explorar nuestro cuerpo, nos imponen un canon estético asfixiante y nos llevan al límite hasta explotar; y, cuando llegamos a ese punto, nos tildan de «locas».

Vamos a centrarnos, una vez más, en el contexto social que realmente predispone a estas estadísticas.

Ya que eres libre, sé Wonder Woman

La aceptación social del feminismo ha sido variada y controvertida, pero sobre todo asimétrica: algunos temas se han incorporado más rápido y fácilmente que otros. Un ejemplo claro es que hoy en día las mujeres podemos acceder a espacios que históricamente estaban reservados solo para los hombres, como integrarnos en el sistema laboral y económico. Sin embargo, al mismo tiempo, seguimos manteniendo nuestras responsabilidades de Mujer™: nos han sumado nuevas presiones, pero no nos han quitado las antiguas. Esto ha sucedido porque el sistema patriarcal y capitalista (ese matrimonio tan feliz y «sostenible») ha hecho un *cherry picking* de las partes del feminismo que más le convenía. Esto es lo que pasa con todas las luchas que caen dentro de este sistema: se encarga de retorcerlas para que trabajen a su favor. Así, como mujer moderna, se espera que persigas valores tradicionalmente asociados a lo masculino (como el liderazgo, la ambición y la riqueza económica) para «empoderarte», mientras que, al mismo tiempo, se te exige ser guapa y cuidadora, como una Mujer™. Es decir: sé como un hombre en todo lo que beneficia al sistema patriarcal y capitalista, pero sigue siendo mujer en todo lo que también beneficia a los hombres y a los ricos.

Por esto, el feminismo no tiene como objetivo principal crearnos un sentimiento individual de empoderamiento, porque no solo caería en el individualismo, sino que también nos haría cuestionar poco las cosas. Claro que me voy a sentir empoderada en un sistema que valora más los roles masculinos que los femeninos y que refuerza la idea de que una mujer debe encajar en un canon estético específico. El feminismo, en cambio, habla de cuestionarnos desde dónde estamos tomando nuestras decisiones para poder hacer elecciones más conscientes y menos impuestas: desde lo colectivo.

Así que, sí, amigas, las mujeres estamos atrapadas en la rueda capitalista desde una doble función: tenemos que rendir igual en la esfera productiva del trabajo que los hombres (aunque nos paguen menos y tengamos un techo de cristal), pero jamás sin dejar de cuidar.

Pero si su marido la ayuda en casa

Me acuerdo del esposo de una amiga que se quejaba de tener que «hacer de niñera» dos tardes a la semana cuando ella se iba a clase de pilates. Me llamaba la atención que, cuando ella se quedaba con el bebé (el bebé de ambos, insisto), nadie decía que mi amiga estaba «haciendo de niñera». ¿Cuántas veces hemos escuchado que el hombre «ayuda en casa» por, yo qué sé, sacar la basura? Muchísimas. ¿Y cuántas veces hemos oído algo parecido cuando se habla de una mujer que hace las tareas del hogar? Ninguna. ¿Por qué? Porque se entiende que esas son tareas «de mujer», y, si un hombre las hace, hay que resaltarlo, ya que no es lo esperado.

A las mujeres se nos impone socialmente el peso de los cuidados en todas sus formas y esto sale a la luz en el lenguaje cotidiano. Sí, son ejemplos sutiles (ejem), pero las palabras no solo describen la realidad, sino que la crean.

El feminismo habla
de cuestionarnos desde
dónde estamos
tomando nuestras
decisiones para poder
hacer elecciones más
conscientes y menos
impuestas: desde
lo colectivo.

A través del lenguaje, vamos reforzando ideas, roles y expectativas que ni siquiera cuestionamos, porque están tan internalizadas que las vemos como «normales». La imposición de estas responsabilidades puede parecer sutil, pero precisamente por eso es más peligrosa: al ser leves y estar tan presentes en lo cotidiano, se nos hacen casi invisibles.

Podemos tener la sensación de que estamos tomando decisiones libres cuando en realidad muchas de esas elecciones ya vienen condicionadas por lo que la sociedad espera de nosotros.

Esta sutileza, cuando la miramos a gran escala, se vuelve estadísticamente evidente: según los datos de la Cuenta Satélite del Inegi sobre el trabajo no remunerado en los hogares, cuando las mujeres se casan, pierden de forma «mágica» un promedio de 7,3 horas libres al día, mientras que los hombres ganan 2,9 horas. ¿Será el gen del matrimonio femenino o el estrógeno? Quién sabe.

La carga de los cuidados recae sobre las mujeres no solo por la falta de opción al asumirla, sino también por el tiempo y la energía que requiere, y ello impacta en otros aspectos de nuestras vidas. ¿Recuerdas la ansiedad acumulativa? Pues imagina cómo se multiplica con dos tipos de trabajo: uno oficial y otro invisible, impuesto y no remunerado.

Para entenderlo mejor, veamos el caso de Mario y Ana.

Ana y Mario llegan a consulta como pareja porque sienten que «han perdido la chispa». Al preguntarles qué entienden por «chispa», me responden lo típico: que la frecuencia de sus relaciones sexuales ha disminuido. En la primera sesión conjunta, explican que la falta de sexo se debe principalmente a la inapetencia de ella en el último año. Mario comenzó siendo comprensivo, pero en los últimos meses su frustración se ha hecho más evidente y la ha verbalizado. Aunque han hablado mucho sobre el tema en casa, no han logrado una verdadera comunicación, lo que los ha llevado a buscar terapia de pareja.

Tras la primera sesión con los dos, tuve una individual con Ana para entender su problemática desde dentro.

Empecé la sesión indagando con preguntas cuando, de repente, Ana me interrumpió para mostrarme por la webcam el desorden que tienen en casa. Acto seguido, me dijo: «¿Cómo se supone que voy a tener ganas de follar si la casa está hecha un desastre siempre?», y honestamente, la génesis de su problemática de pareja se volvió tan clara como el agua. Ana trabajaba a jornada completa y además se encargaba de todas las tareas de la casa. No me sorprendió que sus problemas de pareja aparecieran cuando se fueron a vivir juntos: tanta carga es incompatible con el deseo. Me explico.

El deseo erótico, en su esencia, es libre. Y la libertad solo puede surgir desde la tranquilidad. Los comentarios de su pareja y la doble jornada laboral de Ana estaban ahogando cualquier posibilidad de deseo, porque la presión y la relajación son respuestas incompatibles, y ya sabemos lo que hace el condicionamiento clásico.

El trabajo con esta pareja se centró no solo en educarlos sobre cómo funciona el deseo sexual y en fomentar momentos de calidad juntos, sino, sobre todo, en crear un reparto equitativo de las tareas. Afortunadamente, Mario estuvo muy dispuesto a asumir responsabilidades domésticas, sobre todo si eso significaba menos estrés para su pareja. No fue necesario recurrir a juguetes sexuales, clubes *swinger* o lencería nueva para «revivir» la chispa; lo que realmente necesitaban era repartir la carga. Y, como resultado, el deseo surgió de manera natural. No es magia, es simplemente análisis de conducta.

Ya hemos dicho que es importante nombrar las cosas para identificarlas y hacer algo con ellas. Las relaciones se basan en la reciprocidad, y es importante que las mujeres podamos apoderarnos de nuestras relaciones, también comunicando ciertas necesidades. En un contexto social donde nos dicen que «calladitas estamos más bonitas», no sorprende que muchas decidan callarse, incluso aunque identifiquen el problema.

Qué loco, ¿no? Es como si el contexto social influyera en el comportamiento. Alguien debería escribir un libro sobre eso. Ah, espera…

El feminismo es necesario porque su objetivo es que los roles que asumamos sean elegidos en función de nuestras preferencias personales, posibilidades y situaciones vitales, no por imposiciones basadas en nuestro género. Sin embargo, la carga de cuidados no es la única que no se nos ha quitado; además de trabajar y cuidar a los demás, se nos exige no olvidarnos de ser sexis mientras lo hacemos.

Que no se te olvide ser sexy

A las mujeres se nos socializa para ser objetos de deseo, no sujetos deseantes: lo que importa es que podamos ser apetecibles para los demás, sobre todo en términos estéticos bajo la Mirada Masculina™. Si revisamos la historia, la aprobación masculina era crucial para las mujeres: estaba directamente relacionada con el acceso a necesidades básicas. Si no le parecías guapa y apetecible a un hombre, no te casabas y, por tanto, no podías ni abrir una cuenta de banco, ni trabajar, ni irte a vivir fuera de casa de tus padres…

Las cosas han cambiado (un poco). Ahora somos las primeras mujeres en nuestro linaje que podemos vivir solas y ser *girl bosses*, pero la presión estética sobre nosotras sigue muy presente. El canon de belleza varía según la época, precisamente porque está diseñado para venderte cosas: una vez que muchas han alcanzado ese ideal, el canon cambia para que compres algo diferente. El problema de ser mujer es que el mismo contexto social te empuja a invertir mucho tiempo y dinero en tu estética, y, al mismo tiempo, te tilda de superficial si lo haces. Hay que crear la ilusión de que somos bellas por naturaleza, sin mucho esfuerzo, y así es como llegamos a tener estatus como mujeres. La belleza se convierte en lo que el poder y el dinero son para los hombres: en esta sociedad, eso es lo que nos otorga estatus según tu género. Y esto impacta en muchos ámbitos; lo cual es necesario entender a través de la historia de Desirée.

VISTO EN CONSULTA

Desirée vino a consulta por problemas de imagen corporal y patrones de alimentación. Me contó que había adelgazado veintitrés kilos en el último año y, como en ese momento tenía un peso y morfología corporal normativa, irónicamente se notaba más preocupada por su físico que antes. Se había dado cuenta de que quería tener un control excesivo de las calorías que consumía y de que estaba constantemente hipervigilante en relación con su cuerpo. Fue una suerte que Desirée viniera a tiempo a consulta, como medida preventiva, ya que temía que estos problemas empeoraran.

Su vida cambió mucho desde que adelgazó: se sentía más vista y escuchada, llamaba la atención de los chicos (a lo cual no estaba acostumbrada) y empezó a tener más vida social. Rápidamente, me di cuenta de que el excesivo control sobre la comida y la imagen se originaban en su miedo a perder todos los privilegios que había adquirido desde que logró ajustarse más al canon estético establecido. Pero lo irónico era que esa sensación de control fue solo una trampa: contar calorías le daba una falsa sensación de control a corto plazo y reducía su ansiedad momentáneamente, pero a largo plazo solo alimentaba su miedo. ¿Te acuerdas de la incubación? Pues eso es exactamente lo que estaba ocurriendo con Desirée: sus miedos y su necesidad de control se intensificaban cada vez más.

En consulta, no nos centramos únicamente en soltar poco a poco el control sobre la comida y la imagen, sino que tuvimos que mirar más allá.

Desirée no necesitaba simplemente «quererse más», porque, si fuera tan sencillo, no hubiera ido a mi consulta. Lo que hicimos fue crear situaciones que le permitieran quererse más, pero enfocándonos en valorar otras dimensiones de sí misma que no fueran solo su físico. Se rodeó de entornos y personas que la valoraban por cualidades que no dependían de su apariencia, como grupos de amigos y actividades en las que el físico no era relevante. Pronto empezó a identificarse con otras facetas de sí misma: inteligente, graciosa, buena amiga, compañera solidaria, talentosa en teatro, excelente cocinera y resolutiva, entre muchas otras.

Yo no elijo cuánto quererme, porque, si así fuera, todas nos amaríamos a nosotras mismas. Honestamente, más que llamarlo autoestima, yo lo denominaría *interestima*: **me valoro en función de los parámetros que me han enseñado a valorar, tanto socialmente como personal e individualmente.**

Y es precisamente ahí donde trabajamos con Desirée, cambiando esos contextos de aprendizaje. A lo largo de la vida, nos enseñan qué características son «queribles» y cuáles no. Lo que veo de mí misma se ajustará más o menos a lo que se me ha enseñado como relevante y deseable. En consecuencia, mi autoestima se construye a partir de eso, de lo que hago y de cómo lo interpreto. Entonces ¿somos las mujeres quienes determinamos nuestro valor en lo estético o es la sociedad la que nos lo impone? Ya llevas varios capítulos, lectora, así que creo que puedes responder a esto con seguridad.

He escuchado muchas veces la frase «Si las mujeres un día nos levantáramos y decidiéramos querernos tal como somos, la industria de la belleza se iría a la ruina», y es cierto, pero por desgracia no nos levantamos un día y decidimos querernos, y, hala, todo solucionado. En terapia no puedo decirte: «Simplemente tienes que quererte», sino que he de ofrecerte herramientas para que ese sentimiento de autovaloración surja de forma genuina. Tampoco puedo minimizar el impacto que tiene el engordar diez kilos, porque, en una sociedad misógina y gordofóbica, sí, eso te afectará, y probablemente pierdas ciertos privilegios. Tener buena autoestima no se trata de amar tu físico todo el tiempo, sino de que te importe cada vez menos y de que te valores por lo que

Más que llamarlo autoestima, yo lo denominaría *interestima*: me valoro en función de los parámetros que me han enseñado a valorar, tanto socialmente como personal e individualmente.

eres más allá de tu apariencia. Dado el contexto social, esto es un reto para quienes hemos sido socializadas como mujeres, pero no es imposible.

Los hombres también lloran (o deberían)

También empatizo contigo, José Manuel. No creo que haya alguien que esté en desacuerdo con que los hombres también sufren, pero lo hacen en intensidades y maneras distintas. De hecho, analizar el comportamiento humano desde una perspectiva de género revela muchos problemas que afectan a los hombres solo por el hecho de serlo, porque flaco favor les hace el patriarcado a los hombres también. La masculinidad puede ser una jaula de oro, pero sigue siendo una jaula. También he observado que los hombres tienen una probabilidad abrumadora mayor que las mujeres de recurrir al abuso de sustancias frente a una situación difícil. Esto no es cuestión de biología o simple coincidencia, es cuestión de género. Es decir, de contexto social.

VISTO EN CONSULTA

Gianfranco viene a consulta porque eyacula antes de lo que quisiera (lo mal llamado «eyaculación precoz»). Me cuenta que es un problema que ha afectado sus vínculos románticos, sobre todo por las reacciones negativas que han tenido ciertas chicas al respecto. Rápidamente veo que me encuentro ante un caso estándar: cuando cree que va a eyacular, le da miedo por decepcionar a sus parejas sexuales, y es ese mismo miedo lo que hace que eyacule antes. Profecía autocumplida de manual.

Tras unas cuantas sesiones de intervención, Gianfranco empieza a hablar de otros motivos que le gustaría trabajar, como el buscar pareja. Cuando indago, me doy cuenta que Gianfranco se siente muy solo. Tiene algunos problemas familiares y de bloqueo artístico que, aunque ya estén en vía de solución, no puede compartirlos con nadie y cree que en una pareja sí podría encontrar ese apoyo. Aquí es cuando la monogamia como norma, los mitos del amor romántico y la masculinidad entran en el chat: el problema es otro. Me doy cuenta que tiene amigos y buena relación con su familia, pero ni siquiera ha intentado expresarse con ellos por el miedo a no ser validado. Esta falta de validación la ha recibido mucho por parte de ciertas personas, y desahogarse es algo que solo había podido hacer con su expareja. Entonces entiendo mejor.

La intervención en esta parte con Gianfranco fue, primero, olvidar el hecho de tener pareja y ver qué buscaba en la pareja. Son demasiadas las veces que usamos la figura de la pareja como un comodín para aliviar malestares de otras áreas, y también son muchas las veces que podemos encontrar lo que queremos en una pareja (intimidad emocional, desahogo o cotidianidad) en otros vínculos. Al final, era una cuestión de exposición y selección: exponerse a expresar sus emociones con sus amigos y familia y ver dónde se sentía validado, también comunicando lo que necesitaba. Poco a poco, Gianfranco pudo crear una red de personas en las cuales podría apoyarse, y creaba un espacio más seguro para buscar pareja una vez que ya tenía sus necesidades sociales más diversificadas.

En cuanto a problemas de hombres por el hecho de ser hombres, este caso lo tiene todo. La cosa de la masculinidad es que, socialmente, esta tiene que ser demostrada constantemente para que un hombre pueda ser considerado lo «suficientemente hombre» y así acceder a determinados privilegios. Tienes que desplegar poder, estatus, dinero, iniciativa, agresividad y, obviamente, mucha virilidad sexual. Puedo poner mil ejemplos de esto último, pero el caso de Gianfranco es muy ilustrativo en todos los problemas sexuales que me encuentro en consulta con hombres: la profecía autocumplida viene precisamente del miedo de no ser «lo bastante hombre», miedo que también se refuerza socialmente. Los hombres deben demostrar su masculinidad de forma constante a través de lo sexual, y las expectativas son realistas. Tienen que cortejar, iniciar, estar siempre dispuestos a tener sexo durar mil horas sin eyacular, hacer que su pareja llegue al orgasmo, tener erecciones infinitas... ¿Estamos hablando de humanos o de Transformers? Tal vez es una idea loca, pero ¿y si el sexo deja de ser una performance y lo convertimos en una experiencia? No sé, digo yo. Pero, bueno, la presión masculina no solo se queda ahí.

En consulta, he visto a muchos hombres que tienen veinte amigos a los que podrían llamar para jugar al pádel, pero ni uno solo con el que poder hablar de cómo se sienten. No nos extraña cuando entendemos que los lazos fuertes solo se pueden formar si nos mostramos vulnerables y si nos dejamos cuidar exponiendo esa vulnerabilidad, pero ¿acaso alguien en la sala ha visto a su padre llorar? *Touché*. Socialmente, a los hombres se les suele castigar mucho el mostrarse tristes y, de todas las emociones posibles que puede experimentar el ser humano, solo se les permite mostrar rabia. Hacemos memes de que los hombres le pegan un puñetazo a la pared cuando están tristes en el mismo sistema que les dice que llorar y buscar apoyo cuando se está triste es «de poco hombre». ¿Será la testosterona o faltan espacios y modelos donde a los hombres se les permita mostrarse como simplemente humanos y se les motive para ello?

Ser leídos de ciertas maneras afecta directamente a cómo el mundo nos trata, nos abre o cierra puertas, y nos refuerza ideas y creencias sobre quiénes somos.

> Las elecciones que tomamos están profundamente marcadas por lo que se nos ha enseñado que es posible para nosotros, por lo que nos han vendido como «lo disponible».

Al final, todo es un balance entre conocer el mundo en el que vivimos, ser conscientes de nuestras circunstancias y trabajar en lo que está en nuestras manos para modificar lo que podemos, mientras nos rodeamos de personas que nos apoyen y nos desafíen de la manera correcta. Puede que no tengamos una comunidad sólida desde el inicio, que las condiciones de clase no sean las más favorables o que la socialización de género limite nuestro bienestar, pero también somos organismos que interactúan con su medio y no solo somos modelados por él.

La interacción es constante y bidireccional: tenemos capacidad de actuar y de modificar el contexto al hacerlo.

EN RESUMIDAS CUENTAS...

- El binarismo de género afecta nuestro comportamiento porque, según como seamos leídas socialmente, será más probable que se nos impongan y refuercen distintos roles, atributos y expectativas.
- Entre las cosas disfrazadas de ciencia, nos encontramos con las neuromierdas (*again*) y la psicología evolucionista de AliExpress que nos dice que las diferencias entre mujeres y hombres son «biología», cuando no funciona del todo así.

- La mujer moderna hoy tiene nuevas responsabilidades, como destacar en el trabajo igual que un hombre, a pesar de no tener las mismas facilidades, sin que se le hayan quitado viejas imposiciones, como la presión estética y la carga de cuidados. La salud mental de las mujeres, a menudo, se ve afectada por esto.
- Flaco favor también les hace a los hombres el patriarcado, ya que se les castiga socialmente si expresan sus emociones, lo que dificulta que creen vínculos profundos, y se les obliga a demostrar su estatus, poder y virilidad constantemente. No se salva nadie, mi gente.

7

Jugar (y tal vez cambiar) las cartas que te han tocado

Ya sabes que tanto el cerebrocentrismo como la psicología pop-new age-marketiniana nos han vendido la misma idea de siempre: que todo surge desde dentro y que todo depende de ti, incluyendo lo malo que te pasa. Pero ya hemos desmontado eso y explicado por qué no tiene ni pies ni cabeza.

Si ignoramos el contexto, no estamos comprendiendo realmente nuestra conducta. Variables como la comunidad, la clase social y el género (entre otras) influyen en qué malestares afectan más a ciertas poblaciones. Si estás estresada porque no llegas a fin de mes, no es que tu cerebro haya «enloquecido» por sí solo; lo más probable es que muchas personas en condiciones similares a las tuyas se enfrenten, sospechosamente, a problemas parecidos. El contexto nos impacta a todas de maneras distintas, sí, pero eso no significa que estés sola en esto.

Dicho lo cual, tampoco se trata de volcar la balanza hacia el otro extremo. Que no todo dependa de una misma no significa que nada dependa de nosotras. No es tan simple como decir: «Si queremos, podemos», pero, repito, somos seres humanos, no amebas (aunque, bueno…): podemos influir en nuestro entorno del mismo modo en que queremos que el entorno nos influya. Lo esencial es comprender los matices, porque la pregunta sobre por qué hacemos lo que hacemos rara vez admite respuestas simplistas. Frases como «La felicidad depende de ti mismo» pueden sonar inspiradoras, pero no reflejan la complejidad del asunto. Como hemos visto, nuestro entorno, tanto a nivel individual como social, desempeña un papel crucial, pero no somos meros receptores pasivos de su influencia.

No solo nos suceden cosas, también actuamos para que ciertas cosas nos sucedan.

¿Recuerdas el condicionamiento operante? Se llama «operante» porque implica acción: intervenimos en el entorno para modificarlo y, al hacerlo, nos transformamos a nosotros mismos. La conducta no es un dilema entre organismo o contexto, sino la interacción constante entre ambos.

Sé que esta forma de entender la interacción entre la persona y el ambiente —sin reducirlo todo a uno u otro— no es fácil de asimilar.

No es lo que suele decirse cuando se habla de salud mental. Pero ahora que tienes una visión más clara sobre cómo funcionamos los seres humanos y, también, sobre cómo el contexto social nos predispone, el objetivo de este capítulo es darte las primeras herramientas para entender que podemos actuar al respecto.

Dicho esto, quiero dejar algo claro: ni este libro ni ningún otro reemplaza la terapia. Tampoco voy a venderte una receta mágica para la felicidad ni una lista de «*tips* infalibles» (ya rajé bastante sobre eso en el segundo capítulo, y con razón).

Nuestra herencia judeocristiana no solo nos metió en la cabeza que nuestro malestar es culpa nuestra (o de nuestro cerebro), sino que también nos vendió la idea de que siempre hay una gran solución para todo: un único Dios que nos salvará. Un truco, un protocolo, un curso de seis pasos por solo 19,99. Y, claro, si no te funciona, la culpa es tuya por no haber visualizado lo suficiente.

Pero la realidad es otra: el comportamiento humano es multifactorial, lo que significa que no hay soluciones universales. No existen dos contextos iguales, ni dos historias idénticas, ni una única forma de arreglarlo todo (si la hubiera, ya estaríamos todos iluminados y este libro no existiría).

Llámame la psicóloga escritora *pick me* si quieres, pero lo diré: este no es como los otros libros de autoayuda. Mi intención, si es posible, es ser el primer eslabón en la cadena de conductas que, poco a poco, te acerquen a tu bienestar.

Empezamos por conocernos.

No existen dos contextos iguales, ni dos historias idénticas, ni una única forma de arreglarlo todo.

Conocer es (tan solo empezar a) poder

Entender el porqué de nuestras conductas suele ser un muy buen primer paso para empezar a cambiarlas. Ahora bien, también te digo: es el primer paso de mil, porque, si con eso bastara, la terapia duraría tres sesiones y todos seríamos nuestra mejor versión desde hace años. Ser consciente de algo está genial, pero no significa que automáticamente vayas a saber qué hacer al respecto. Precisamente por eso la terapia psicológica funciona como funciona. Antes de lanzarte a «solucionar» tu malestar, tu terapeuta te explica por qué te pasa lo que te pasa, porque ese no es un conocimiento al que puedas acceder simplemente mediante la introspección. **El comportamiento humano no es de dominio público**, no es como cambiar una bombilla. Y no, no puedes «no estar de acuerdo» con el condicionamiento clásico, del mismo modo en que no puedes «no estar de acuerdo» con la gravedad. Aunque nos comportemos, eso no significa que entendamos de comportamiento. Dicho esto, también sé que diferenciar entre información válida y la que solo suena convincente es complicado. Así que, sí, este primer paso puede parecer básico, pero ni de lejos es una tontería.

Vale, ya me he dado cuenta de que la ansiedad que sufro en mi día a día no es porque mi cerebro, el pobrecito, haya decidido volverse loco y disparar adrenalina como si estuviera en una *rave* química sin mi permiso. Resulta que, a lo mejor, mi ansiedad viene del estrés de un trabajo infernal que encaja demasiado bien con esas reglas rígidas y perfeccionistas que me inculcaron mis padres y que, para qué engañarnos, sigo aplicando como si me dieran comisión. Entonces, si la solución no es simplemente tomarme un chai, meditar o tirar de ansiolíticos, ¿qué hago? Y aquí es donde me vas a odiar, porque llega el momento de la frase mágica de los psicólogos: depende.

Nos estamos adelantando. Lo primero es lo primero: conocer es validar. Y, aunque no suene tan instagrameable como «Todo pasa por algo», te prometo que es bastante más útil.

Conocer es (nada menos que) validar

Un mito muy extendido cuando intentamos explicar un comportamiento es creer que, al hacerlo, lo estamos justificando o resignándonos a que no cambie. Si así fuera, las psicólogas podríamos entender y explicar incluso el comportamiento de quienes cometen los crímenes más atroces… ¿Significa eso que los estamos excusando? Evidentemente, no.

Entender por qué nos comportamos como lo hacemos no es una forma de absolución, sino una herramienta para el cambio. Y, de hecho, cuanto mejor lo entendemos, más opciones tenemos para transformarlo.

Para cambiar conscientemente, muchas veces el primer paso es desarrollar autocompasión a través de la validación. Y, ojo, que validar no significa conformarse ni resignarse, sino todo lo contrario: me da el poder para cambiar. Entender por qué me siento así, pienso asá o actúo de cierta manera me ayuda a ver que no soy un desastre sin remedio, sino el resultado de mi historia y mi contexto. Y, cuando hablamos de contexto, no nos referimos solo a lo estructural (aunque en este libro pongamos el foco ahí), pero lo estructural siempre forma parte del contexto. ¿Que una persona con dinero puede tener depresión? Pues claro. Pero, si mi depresión también tiene que ver con que mi trabajo de ochenta horas semanales me impide tener vida, aficiones o ver a mi familia en el pueblo, entonces empiezo a entender algo clave: los días en los que no me quedan fuerzas para levantarme de la cama no son porque sea una persona perezosa y débil, sino porque lo que estoy quemada. Y cualquiera en mi lugar, por mucho pensamiento positivo que le meta, acabaría igual.

El gran cambio: de la culpa a la responsabilidad

Cuando entiendo que mi conducta es más compleja que un simple «Es culpa mía» o «Es culpa de lo que me rodea», me doy la oportunidad de cambiar la culpabilidad por la responsabilidad. La culpa, al fin y al cabo, tiene una carga moral, y no es una emoción «mala» (acuérdate: no hay emociones malas, solo desagradables). A veces, su función es avisarnos de que estamos actuando en contra de nuestros valores y nuestra ética, y nos invita a realizar una revisión interna. Lo realmente importante aquí es qué hacemos con esa culpa. ¿Me está dejando atrapada en el bucle del automachaque y el «Qué horror, qué horrible todo», o me está sirviendo para activarme y cambiar lo que sí está en mi mano? Si es lo segundo, probablemente estemos hablando más de responsabilidad que de culpa, porque la responsabilidad, a diferencia de la culpa, no solo nos remueve, sino que también nos mueve.

Siguiendo con el ejemplo anterior: estoy deprimida porque tengo un contexto individual, por variables estructurales de las que también soy consciente, que me limitan el tiempo, la energía y el disfrute de la vida. Por eso, no he visitado a mi abuela en el pueblo, aunque antes solía disfrutar mucho de esos momentos. Mi abuela está triste por ello y la culpa me martillea la cabeza: pienso que soy mala persona, mala nieta, y que soy una malagradecida, porque ella siempre ha estado ahí para mí… ¿Adivina qué va a pasar con mi estado de ánimo? Exacto, me voy a hundir más en la miseria.

Ahora, si entiendo mi contexto y pienso que, aunque no puedo visitarla todos los fines de semana, puedo llamarla de vez en cuando y hacer el esfuerzo de ir a verla una vez al mes, eso ya es un avance. Al mismo tiempo, si mi psicóloga me da pautas para empezar a salir poco a poco de la depresión, diciéndome que tengo que hacer cosas con las que antes disfrutaba a pesar de no tener ganas (porque las ganas, como todo, van y vienen), poco a poco puedo ir saliendo de ese agujero.

Cuando entiendo que mi conducta es más compleja que un simple «Es culpa mía» o «Es culpa de lo que me rodea», me doy la oportunidad de cambiar la culpabilidad por la responsabilidad.

¿Ha dificultado el capitalismo tardío, de muchas maneras, vivir una vida más acorde con mis valores? Sí, seguro. Pero el capitalismo no me bloqueó las llamadas a mi abuela.

Conocerme me da el poder de responsabilizarme de lo que puedo cambiar y hasta dónde puedo llegar. Y la dirección que elija dependerá de lo que valore.

La libertad no es hacer lo que me plazca sin que nada me influya, porque eso sería como decir que un pez puede decidir no mojarse. Ser libre es saber qué me condiciona y, con esa info, elegir qué quiero que me influencie. Al final, solemos elegir que nos condicionen nuestros propios valores.

¿Cuáles son las patas que sostienen tu mesa?

Los problemas existenciales son como problemas psicológicos pero con purpurina. Desde que los humanos nos dimos cuenta de que existimos, hemos estado dándole vueltas al sentido de la vida. La realidad es que no es tanto que la vida tenga un solo sentido, sino que tiene muchos, que cambian con el tiempo y que, además, pueden ser diferentes para cada persona.

Déjame explicarlo un poco mejor. En psicología, esos sentidos que les damos a nuestras vidas se llaman «valores». Los valores son lo que hace que nuestra vida tenga sentido, son las razones por las que nos gustan ciertas cosas.

A menudo confundimos valores con objetivos, pero la diferencia es clara: los objetivos se alcanzan, los valores no.

Los valores nunca se logran, sino que te acompañan y te guían. Por ejemplo, ganar el doble del sueldo mínimo no es un valor, es un objetivo (y para muchos, entre los que me incluyo, el sentido de la vida del que hablábamos antes). Quiero ganar el doble del sueldo mínimo porque eso me permitiría alquilar un apartamento en un barrio bohemio de la ciudad, más cerca de museos, galerías y exposiciones. ¿Por qué lo quiero? Porque el arte me apasiona y me ayuda a desconectar de mi trabajo, que es más metódico y científico, y a desarrollar mi capacidad creativa y de abstracción, que son valores clave para mí (y no, no voy a decir quién soy). No quiero el doble del sueldo mínimo por el simple hecho de ganarlo, y, por suerte, hay muchas otras maneras de vivir acorde al valor de la pasión por el arte sin tener que cumplir el objetivo particular de vivir cerca de museos, siguiendo con el ejemplo.

Obviamente, te estás dando cuenta de que vivir acorde con tus valores no siempre es posible o que a veces los tenemos en cuenta solo un poco, o que incluso hay valores que entran en conflicto entre sí, o que en ocasiones decidimos no tenerlos en cuenta porque no nos compensa y aceptamos la contradicción. Y está bien. De hecho, a veces vivir según tus valores significa hacer cosas que no te apetecen al principio o que incluso te dan miedo. Es más, puede que las hagas y, en el momento, ni siquiera te sientas demasiado bien…, y esto es completamente normal.

Por ejemplo, da pereza pasar una hora viajando en transporte público para ayudar a tu amiga con la mudanza, pero tener una red de cuidados es un valor importante para ti, y sabes que es imposible mantenerla si no la cuidas. Aunque no estás obligada a hacerlo, decides ir porque, al final, eres consciente de que la futura tú te lo agradecerá. Lo sé, la hora de transporte público no es precisamente el plan ideal, y sería mucho más fácil si tuvieras dinero para un taxi o un coche propio. Pero dificultad no significa impedimento, sino, muchas veces, adaptación dentro de lo posible.

Contexto, ~~¿qué vas a hacer conmigo?~~ ¿qué voy a hacer contigo?

Explicar el comportamiento y las variables contextuales que influyen en él nos ayuda a poner todo en perspectiva y, por tanto, a ver cuál es nuestro margen de maniobra. Entonces ¿qué hacemos cuando sentimos malestar? Pues sí, la respuesta mágica: depende. Ahora bien, es cierto que hay situaciones que podemos cambiar, ya sea modificando el contexto o nuestra forma de interactuar con él; pero también hay otras que debemos aceptar, lo cual, por sí mismo, ya es todo un proceso; y existen aún otras en las que lo mejor es una combinación de ambas estrategias. Vamos a hablar de cada una de estas alternativas.

Opción 1: o cambia la montaña o cambia Mahoma

Si nuestra conducta depende del contexto, el siguiente paso lógico es crear y situarnos en ambientes que tengan más probabilidades de hacernos sentir bien, aliviarnos de los malestares de la vida y ayudarnos a vivir de acuerdo con lo que nos da sentido. No significa que sea fácil o siempre posible, pero es una de esas cosas tan obvias que, a veces, pasamos por alto, y por eso vale la pena recordarlo. **No es que haya contextos «buenos» o «malos», ni que los «buenos» siempre sean agradables, fáciles o apetecibles al principio.** Más bien, son contextos que aumentan la probabilidad de acercarnos a quienes queremos ser, facilitándonos el camino. Estos contextos incluyen lugares físicos, personas, situaciones, etc.

Por ejemplo, imagina que voy a estudiar a la universidad en una ciudad nueva y quiero empezar a socializar para crear una comunidad sólida. Después de varios meses en la universidad, me doy cuenta de que aún no he hecho amigos ni me siento a gusto con la gente que he conocido. En este caso, podría intentar socializar en otros contextos, como en actividades universitarias con personas de otras carreras, en las clases de baile por las tardes o en las zonas comunes de la residencia donde vivo.

Ahora bien, no podemos cambiar de contexto cada vez que algo nos cause malestar, ya que no siempre compensa, no siempre es posible o, simplemente, no siempre queremos hacerlo. Lo interesante en estos casos es cambiar nuestra interacción con el contexto, lo que a menudo es la primera opción.

Siguiendo con el ejemplo anterior, antes de salir corriendo a buscar un nuevo contexto, podría intentar interactuar de manera diferente dentro del mismo contexto universitario: tomar la iniciativa para hablar con mis compañeros en los descansos, preguntarles sobre su vida o incluso proponer un plan después de clase. Creo que esto es importante recordarlo porque lo veo mucho en consulta, especialmente cuando las personas se quejan de que son infelices en pareja. Por ejemplo, en lugar de decir: «Los hombres no están socializados para cuidar» o «El amor romántico es una trampa patriarcal», a veces lo que hay que hacer es hablar con la pareja de forma asertiva: «Me molesta que no recojas la toalla del baño» o «Me gustaría que me trajeras flores». Y si, tras intentar todo esto, sigo siendo infeliz, quizá lo que quede sea dejar a esa persona. Hay muchas veces en las que podemos hacer algo al respecto, pero, no te voy a mentir, también hay muchas veces en las que no.

Opción 2: una lloradita y a seguir

No todo el malestar necesariamente requiere un cambio, porque a veces el malestar no se puede cambiar o incluso lo necesitamos para procesar algo. Por ejemplo, individualmente no vamos a cambiar una economía que se beneficia de la explotación laboral, ni vamos a ver modelos de relaciones románticas que vayan más allá del hombre masculino y la mujer femenina heterosexual, o que tengamos una visión eurocéntrica del mundo.

Por eso, en ocasiones, viene bien simplemente aceptar. La aceptación es difícil porque tiene muchas formas: a veces se trata de quejarse, otras de desahogarse, de dejar que las emociones fluyan sin hacer nada al respecto, etc. **Pero la aceptación, al igual que cambiar el entorno o nuestra interacción con él, también es una forma de adaptarse.** Esto se ve mucho en la aceptación corporal. Si eres mujer, vives en un mundo en el que tu cuerpo es visto como un producto, donde te crean inseguridades para lucrarse de ellas y donde se pone un valor desmesurado en la estética y se infravaloran otras dimensiones de la persona. Por eso, tener un cuerpo que no encaja en los estándares sociales tiene un impacto en el acceso a ciertos privilegios o cosas agradables. La solución no necesariamente es cambiar tu cuerpo, ni mucho menos amar la parte de ti que la sociedad te dice que debes modificar, sino evitar actuar de acuerdo a ese sentimiento de inseguridad. Así que la aceptación será, por ejemplo, ponerte el vestido que quieras aunque el mundo te diga que no te favorece o salir a bailar pese a que no te sientas la más guapa del universo. Aceptar tu cuerpo no significa amarlo o cambiarlo, sino que ese malestar no te paralice y te impida disfrutar de otras cosas de la vida.

Opción 3: ni tanto ni tan calvo

Voy a ser sincera: la mayoría de las veces, lo que nos toca es aceptar la realidad y cambiar nosotros mismos en la medida que nos sea posible y nos compense. Por ejemplo, cuando buscamos trabajo, debemos aceptar que no controlamos si nos contratan, y que siempre hay una incertidumbre inherente al proceso, sobre todo si, por ejemplo, no tenemos un máster de renombre en el currículum porque no nos lo podemos permitir.

Otro ejemplo claro de esto es el activismo. Mi querida lectora, ya tienes una idea general de cómo las variables estructurales afectan tu contexto individual, ¿por qué no poner tu granito de arena, desde donde puedas si la conciencia social es uno de tus valores? El activismo no es solo la versión caricaturizada de salir a quemar contenedores (no te estoy motivando exactamente a hacer eso, pero tampoco te voy a parar si decides hacerlo). A veces es simplemente juntarnos con personas que viven situaciones similares a las nuestras para compartir nuestras experiencias, leer sobre estos temas, escuchar a otras poblaciones minoritarias. A problemas estructurales, soluciones comunitarias.

La vida es lo que te pasa y también cómo reaccionas a ella, todo esto depende de tu experiencia y de tu contexto. Agradezco el contexto que te ha llevado a escoger este libro de entre todos los demás. Con la nueva información que espero haberte dado, a lo mejor podrás reaccionar de manera distinta a tus contingencias vitales. Recuerda que somos lo que hacemos con lo que hicieron de nosotros.

EN RESUMIDAS CUENTAS...

- A pesar de que el entorno tiene un gran impacto en nuestra psique, no somos espectadores pasivos de esta relación: también actuamos conscientemente para que nos pasen ciertas cosas. La conducta no es el dilema entre organismo o contexto, sino su interacción constante, y podemos intentar influir en ella.

- Aunque es el primer paso de muchos, entender el porqué de nuestra conducta es clave para poder cambiarla. Si somos conscientes de cómo nos comportamos, validamos nuestras experiencias y entonces podremos encontrar herramientas que nos ayuden de manera más fácil.

- Cambiar el sentimiento de culpa por el de responsabilidad es crucial para poder dejar de sentirnos paralizados y empezar a actuar sobre algo que nos preocupa: es una fuerza accionadora, ya que nos hace responsables de nuestros actos y de sus consecuencias.

- Para dejar atrás el malestar, podemos hacer varias cosas: cambiar el contexto, cambiar nuestra relación con él o aceptar lo que no podemos cambiar. La última puede parecer difícil, pero aceptar te llevará a adaptarte y seguir adelante.

EPÍLOGO

Si entendemos la psicología, en términos generales, como el estudio del comportamiento humano, es fácil intuir que se trata de un campo complejo. No solo por la amplitud de todo lo que abarca, sino también por el reto de saber diferenciar qué es realmente psicología y qué no lo es.

A nivel social, tendemos a reducir la psicología a la psicoterapia, cuando en realidad la terapia es solo una de sus muchas aplicaciones. La psicología es, en esencia, el estudio del comportamiento de los organismos en su sentido más amplio. Por eso, no podría estar más de acuerdo con algo que le escuché decir una vez a mi exprofesor Eduardo Polín: «Donde sea que haya un organismo comportándose, una psicóloga tiene algo que decir al respecto». **Y, si la política es algo que hacen las personas para las personas, entonces ¿cómo podría la psicología no estar intrínsecamente ligada a la política y la política a la psicología?**

Hace tiempo dejé atrás la idea de *parecer* completamente objetiva cuando hablo sobre el comportamiento humano. Y hago énfasis en la palabra «parecer» porque *ser* completamente objetiva en este campo es *literalmente* imposible. Somos humanos comportándonos para entender (y mientras entendemos) nuestro propio comportamiento. Seres humanos con historias, problemas, malestares, ideologías, contextos, opiniones e interseccionalidades. La ciencia no es una entidad omnipotente, sino solo otra actividad humana más: es lo que hacen los científicos y las científicas.

Esto no significa que estudiar el comportamiento humano no sea posible ni le quita mérito a la ciencia como el mejor método para acceder al conocimiento. Pero siempre será susceptible de sesgos, porque no se me ocurre algo más políticamente relevante que el estudio del comportamiento humano. No pretendo politizar la psicología, sino más bien subrayar su carácter inherentemente político, algo de lo que no podemos escapar en el mismo momento en el que nos preguntamos: ¿por qué nos comportamos como nos comportamos?

No existe una psicología libre de ideología; simplemente hay psicología que parece estarlo porque se ajusta a la ideología dominante. (Si lo necesitas, léelo otra vez).

Esto es algo de lo que me di cuenta cuando realmente comencé a estudiar Psicología. Me voy a abrir un poco contigo, porque creo que ya hemos ganado confianza: si insisto en mirar el contexto no es porque sea una «roja progre modernita», sino porque el mismo objeto de estudio que tengo me obligó a considerar las variables del contexto de un organismo para poder explicar su comportamiento. No quiero sonar cursi ni redundante, pero creo que, en efecto, el conocimiento me ha hecho más libre. Mis inclinaciones políticas nacen sobre todo de la información que he obtenido sobre el comportamiento humano. Desde esa perspectiva, vi completamente compatible considerar las variables sociales para entenderlo, sin importar la etiqueta que le pongas a esa ideología.

Con esto no estoy diciendo que tengo la verdad absoluta, pero tampoco te voy a mentir (y dejando la humildad aparte): duermo tranquila sabiendo que mis opiniones políticas están fundamentadas en bases sólidas de conocimiento, en especial en lo que respecta al comportamiento humano. Duermo aún mejor sabiendo que siempre me esfuerzo por revisar mis propios sesgos (porque todos los tenemos) y que me reservo totalmente el derecho de cambiar de opinión si me presentan datos que me lleven a una filosofía más convincente.

En fin, a ti no te importa cómo duermo, lo que importa es que esto encienda algo en ti. Gracias por acompañarme.

Este libro se terminó de imprimir
en el mes de mayo de 2025.